Christian Matthai

Leichter werden

Vom richtigen Umgang
mit dem Körper

Dr. med. Christian Matthai

Leichter werden

Vom richtigen Umgang mit dem Körper

braumüller

Der Einfachheit halber wird im Folgenden nur die männliche Schreibweise genutzt. Selbstverständlich sind immer beide Geschlechter gemeint.

Bibliografische Information der Deutschen Nationalbibliothek
Die Deutsche Nationalbibliothek verzeichnet diese Publikation in der Deutschen Nationalbibliografie; detaillierte bibliografische Daten sind im Internet über http://dnb.d-nb.de abrufbar.

Printed in Austria

1. Auflage 2013
© 2013 by Braumüller GmbH
Servitengasse 5, A-1090 Wien

www.braumueller.at

Lektorat: Franz R. Tettinger
Coverfoto: © Daniela Klemencic nach einer Idee von Yasmin Sowa
Fotos Buchrückseite: Justyna Furmanczyk / sxc, Vasko / istockphoto;
     Olga Zielinska / sxc; dulezidar / istockphoto
Druck: Druckerei Theiss GmbH, A-9431 St. Stefan im Lavanttal
ISBN 978-3-99100-090-7

Meinem Vater,
Pionier der Medizin und Genießer

Inhalt

Wir
demontieren
uns
selbst!

_____

Was ist bloß mit uns los? Sind wir einfach nur ignorant oder zu inkonsequent und verweichlicht – oder sind wir gar lebensmüde? Unser westlicher Lebensstil scheint seit geraumer Zeit darauf ausgerichtet, eine bewusste Demontage zu betreiben. Das betrifft nicht nur unsere Umwelt, sondern auch ganz besonders unseren Körper. Wir misshandeln und vergewaltigen ihn jeden Tag aufs Neue. Wie ich das meine? Ich meine damit die großen Mengen an Zucker und Fett, die wir tagtäglich verzehren. Ich meine die Geschmacksverstärker, die Süßstoffe, die künstlichen Aromen, die Farbstoffe, die Konservierungsstoffe, die Unmengen an Ärger und Stress, die wir uns selbst aufhalsen, den Alkohol und die Zigaretten, mit denen wir versuchen zu kompensieren, das Vielzuviel an Essen, den schlechten Schlaf und die schlechte Laune und natürlich den Bewegungsmangel, der unsere Gesundheit auf das Höchste belastet.

Die Zeit, in der wir leben, ist eine schnell vergängliche und fordernde. Wir müssen erfolgreich sein. Unser Beruf erfordert ein Übermaß an Zeit, Disziplin und Engagement. So konstruktiv und bemüht wir unser Berufsleben gestalten, so destruktiv und desinteressiert wirken wir an uns selbst. Die Konsequenz, die wir bei der Arbeit an den Tag legen müssen, wird im Privaten ad acta gelegt. Am Wochenende lecken wir die Wunden, die eine auszehrende Arbeitswoche hinterlassen hat, und suchen Trost in einem kulinarischen Verwöhnprogramm, bei dem es an nichts fehlen soll. Dazu ein, zwei Gläschen Wein oder auch gern mal mehr. Anstatt eines aktiven Ausgleichs suchen wir Entspannung nur mehr im Nichtstun. Sport betrachten wir als zusätzliche Anstrengung, die wir uns in unserer wohlverdienten Freizeit keinesfalls antun wollen. Am Montag steigen wir wieder in unser Hamsterrad und hasten gedankenlos weiter. Wie lange das gut gehen kann – daran verschwenden wir keinen Gedanken. Wir hoffen einfach, dass alles bleibt, wie es ist, und unser Körper mitspielt. Wir lenken uns ab mit der Vorfreude auf den Feierabend, den wir mit dem einen oder anderen gemütlichen Bier begehen, oder auf die Genüsse des kommenden Wochenendes, an dem ein Ausflug in die Weinregion zu unserem Lieblingsheurigen auf dem Programm steht.

Doch diese Rechnung wird nicht aufgehen. Über Jahrzehnte überfordern wir unseren Körper, und diese Rücksichtslosigkeit wird uns teuer zu stehen kommen. Täglich riskieren wir unsere Gesundheit in der Hoffnung, heil davonzukommen. Wir wissen genau, dass es nicht ideal läuft, sind aber Meister im Verdrängen. Uns wird es schon nicht erwischen. Betroffene im Umfeld bemitleiden wir – das Leben ist oft ungerecht und grausam. Wir vergessen jedoch, dass die meisten von uns ihr Schicksal selbst in der Hand haben. Wir selber sind es, die unsere Gesundheit gefährden. Wir essen zu viel und zu ungesund. Wir bewegen uns nicht. Es ist nicht höhere Gewalt, sondern unser Lebensstil, der viele Erkrankungen, die sogenannten Zivilisationskrankheiten, verursacht. Dabei stellen dank der modernen Medizin unzählige Krankheiten, die früher den Tod bedeuteten, keine Gefahr mehr für unsere Gesundheit dar. Wissenschaftler entwickeln Impfungen und Therapien gegen Krebs. Laufend werden neuartige Behandlungsstrategien vorgestellt, die schnellere und bessere Heilungschancen versprechen. Europas Gesundheits- und Sozialsysteme bieten uns die besten Möglichkeiten für ein langes, gesundes und glückliches Leben. Wir hätten also alle Voraussetzungen! Aber wir lassen das alles ungenutzt. Stattdessen leben wir ein Leben, mit dem wir uns, unseren Körper, und unsere Gesundheit eigenhändig demontieren!

Jeder will alt werden, aber niemand will alt sein!

Der Wunsch nach einem langen Leben, verbunden mit Vitalität und jugendlicher Leichtigkeit, ist etwas zutiefst Menschliches. Wer bekommt etwa nicht gerne Komplimente über sein Aussehen? Wir sind stolz darauf, wenn wir Menschen jüngerer Generationen Paroli bieten oder ihnen in Bereichen, in denen Jugend Vorteile verschafft, sogar Leistungsgrenzen aufzeigen können. Nicht nur Stars, Prominente und Mitglieder der Schickimicki-Gesellschaft eifern dem Ideal ewiger Jugendlichkeit nach. Die Idee des *Anti-Agings*, auch wenn dieser Begriff schon zu oft und auch missbräuchlich verwendet wurde, ist meines Erachtens ein natürlicher, legitimer Wunschgedanke, der zu Recht in den Köpfen vieler Menschen, sowohl Frauen als auch Männer, verankert ist. Ja, auch wir Männer wollen nicht alt aussehen! Und in dieser Formulierung steckt auch der aus meiner Sicht springende Punkt: Alt werden wollen wir alle, alt sein will niemand – und alt aussehen schon gar nicht!

Bedauerlicherweise ordnen aufgrund der Verknüpfung mit dem Aussehen viele Menschen den Begriff Anti-Aging ausschließlich der Kosmetikindustrie oder Schönheitsmedizin zu. In diesen Kategorien findet er zwar seine Berechtigung, er sollte jedoch keinesfalls darauf reduziert werden. Anti-Aging darf nicht allein auf die Oberfläche und das Äußere bezogen werden. Der Wissenschaft ist der Zusammenhang zwischen inneren und äußeren Werten bezüglich Gesundheit schon lange bekannt. Aus diesem guten Grund definiert die World Health Organisation (WHO) Gesundheit auch als „Zustand seelischen und körperlichen Wohlbefindens". Ebenso sollten wir uns darüber im Klaren sein, was es eigentlich bedeutet, zu versuchen, das Fortschreiten des Alterns aufzuhalten. Das *biografische* Alter, also das Alter, das unsere Lebensjahre zählt, ist davon natürlich ausgeschlossen. Die Zeit lässt sich nicht anhalten. Dem *biologischen* Altern jedoch können wir sehr wohl entgegenwirken. Dieses beschreibt nämlich lediglich den Zustand unserer inneren Werte und unserer inneren Beschaffenheit und lässt sich durch verschiedene Untersuchungen und Messverfahren bestimmen. Dieses „gemessene Alter" des Körpers weicht nicht selten von seinem kalendarischen Alter ab. So kann es schon mal vorkommen, dass ein Dreißigjähriger die „inneren Werte" eines Fünfzigjährigen aufweist oder im Idealfall auch umgekehrt.

Begriffe wie Anti-Aging stellen für mich somit lediglich moderne Umschreibungen für den großen Bereich der Präventionsmedizin dar. Um den gesundheitlichen und ganzheitlichen Aspekt zu betonen, bevorzuge ich die Bezeichnung *Well-Aging*.

Mein Zugang, meine Überzeugung und meine Absichten

Vorsorgemedizin ist die beste Art der Medizin! Was keineswegs bedeuten soll, dass wir keine Reparaturmedizin mehr brauchen. Gelobt sei der Chirurg, der uns den entzündeten Blinddarm entfernt, und der Orthopäde, der uns bei einem Bandscheibenvorfall behandelt! Doch hätten wir beispielsweise unseren Bandscheibenvorfall durch einen gesunden, vorsorglichen Lebensstil nicht vielleicht doch verhindern können?

Mein persönliches Bestreben in meinem Beruf als Arzt ist es, Krankheiten zu verhindern, bevor sie entstehen, und die Gesundheit meiner Patienten möglichst lange zu erhalten. Und aus diesem Grund möchte ich Ihnen gerne neue Erkenntnisse aus den Bereichen Lifestyle-, Präventions- und Well-Aging-Medizin präsentieren, die mich faszinieren und von denen ich überzeugt bin, dass sie die Schlüsselfaktoren für ein gesundes, langes und vitales Leben sind. Möglicherweise werden Sie sich manchmal provoziert fühlen, wenn ich die eine oder andere Ihrer Lebensgewohnheiten eindringlich infrage stelle. Das ist nicht meine Absicht – sehr wohl aber geht es mir darum, Sie wachzurütteln und Ihnen bewusst zu machen, was hier auf dem Spiel steht.

Ich möchte Sie motivieren. Ich möchte Sie begeistern. Ich möchte Sie von meiner persönlichen Einstellung vom richtigen Umgang mit dem eigenen Körper überzeugen. Nicht weil ich meine Meinung für besonders wichtig erachte, sondern weil ich den Erhalt unserer Gesundheit für über alle Maßen bedeutend und wertvoll erachte.

Ich möchte, dass sie zukünftig einfach alles daransetzen, um möglichst gesund alt zu werden, möglichst fit zu bleiben und möglichst gut auszusehen.

Verjüngung geht doch, zumindest in der Tierwelt

Sich zu verjüngen und dem Alter damit ein Schnippchen zu schlagen, schien für uns Menschen lange Zeit ein ewig unerfüllbarer Wunschtraum zu bleiben.

Beobachtungen aus der Tierwelt, wie etwa die Untersuchungen der Biologin Annette Baudisch, zeigen jedoch, was in der Natur alles möglich ist. Die Meeresqualle *Turritopsis nutricula* etwa besitzt die Fähigkeit, sich mehrmals zu verjüngen. Haie sind bekannt dafür, dass ihre Zähne laufend nachwachsen. Und wenn der Süßwasserpolyp Hydra in Teile zerstückelt wird, kann sich aus jedem der Fragmente ein vollständiges Tier regenerieren. Dieses biologische Wunder ist für die Hydra ein Leichtes, da ihr Organismus nahezu komplett aus Stammzellen besteht. Das sind Zellen, die in der Lage sind, sich in jede benötigte Körperzelle zu verwandeln und so jedes beliebige Organ neu zu bilden. Wie beneidenswert!

Nacktmulle gehören zu den Nagetieren. Sie finden hier nicht Erwähnung, weil ich ihr Aussehen für besonders attraktiv hielte. Für den Well-Aging-Mediziner sind Nacktmulle aber keinesfalls uninteressant. Viele dieser Tiere werden an die 30 Jahre alt und übertreffen damit andere Nager wie Ratten oder Mäuse um ein Vielfaches. Was das Ganze noch interessanter macht, ist die Tatsache, dass bei Nacktmullen im Gegensatz zu anderen Nagern keine Krebserkrankungen auftreten. Sie verfügen über ganz besondere Reparaturmechanismen, die das offenbar zu verhindern wissen.

Reicht ein Apfel pro Tag? Leider nein!

Menschen sind voller Wünsche, Sehnsüchte und Begierden. Wir wollen alles haben und können nicht genug kriegen. Als Erwachsene sollten wir aber begriffen haben, dass man für das Erreichen seiner Ziele auch etwas geben, Einsatz zeigen und Opfer bringen muss.

Wir wollen gesund sein, wollen schön sein, wollen schlank und vermögend sein. Doch sind wir denn auch bereit, etwas dafür zu tun? Was wollen wir denn gerne in Kauf nehmen und worauf wollen wir denn gerne verzichten? Wie sehr wollen wir uns anstrengen? Begnügen wir uns einfach mit dem Wollen – oder sind wir bereit, auch etwas dafür zu tun?

Ich denke, wir sollten uns darin üben, manchmal auch etwas einfach „sein lassen" zu können. Das halte ich für ganz wichtig. Das dritte Glas Wein einfach sein lassen. Das Dessert nach der Pizza, die Pommes frites zum Wiener Schnitzel einfach mal sein lassen – und stattdessen lieber Gemüse als Beilage essen.

Lassen Sie es uns akzeptieren, dass das Bemühen um unsere Gesundheit mit einem gewissen Aufwand verbunden ist. Bloß täglich einen zusätzlichen Apfel zu essen, wird leider nicht ausreichen. Ebenso wird dieses Bemühen nicht von kurzer Dauer, sondern ein lebenslanges sein. Ein andauerndes, aber ein sehr schönes!

Je älter wir werden, desto größer wird diese Herausforderung und desto aufwendiger wird ihre Bewältigung sein. Aber das ist in Ordnung, denn es geht uns allen gleich. Niemand ist vor den Veränderungen, die das Alter mit sich bringt, gefeit. Eine dieser Veränderungen betrifft unsere Körperzusammensetzung. Mit steigendem Lebensalter nimmt der Muskelanteil ab und der Körperfettanteil tendenziell eher zu. Es kommt also zu einer Umverteilung der Körperkompartimente. Dies resultiert in einer altersbedingten Abnahme des Tagesenergiebedarfs. Darauf sollte man sich rechtzeitig einstellen. Denn zuerst merkt man davon nicht viel. Die Gewichtszunahme durch Aufbau von Fettgewebe wird durch den langsamen Schwund an Muskelmasse gut kompensiert. Trotz zu wenig Bewegung und Zufuhr zu großer Energiemengen gibt der Blick auf die Waage unter Umständen lange keinen Anlass zur Beunruhigung. Isst man jedoch während dieser fortschreitenden Veränderung über einen längeren Zeitraum „normal" weiter, wird das unweigerlich zu einer immer stärkeren Körperfetteinlagerung und schließlich zu einer deutlichen Gewichtszunahme führen.

Ich möchte Sie keinesfalls demotivieren. Ich möchte Sie sensibilisieren, Ihnen Dinge ersparen, die vermeidbar wären, und Ihnen bewusst machen, worum es hier wirklich geht. Es geht um das Wertvollste, das wir haben. Es geht um unsere Gesundheit, es geht um unser Leben!

Schon klar, wir alle wollen auch mal über die Stränge schlagen dürfen. Das darf und soll auch so sein. Wir müssen aber begreifen, dass nicht alles sein darf. Beispielsweise darf es nicht sein, montags Wiener Schnitzel zu essen und dazu ein paar große Bier zu leeren, dienstags auf eine Pizza zum Italiener zu gehen, mittwochs uns den Bauch mit Omis phänomenalem Apfelstrudel vollzuschlagen, von dem wir auch noch eine Extraportion mit nach Hause nehmen, donnerstags bei lieben Freunden beim Käsefondue zu sitzen, freitags, da einfach keine Zeit zum Einkaufen blieb, beim Chinesen zu landen und am Wochenende, als Wiedergutmachung für die stressige Arbeitswoche, kulinarisch noch mal so richtig eins draufzupacken – und das Einzige, worauf wir dabei verzichten, ist jede Art von Sport und Bewegung, denn wir brauchen ja schließlich auch mal ein bisschen Ruhe.

Verstehen Sie, was ich meine? Sehen Sie, so wie ich, worin das Problem liegt? Es fehlt uns an Balance. Und dieses Ungleichgewicht betrifft nicht nur die Bereiche Ernährung und Bewegung. Die Waagschalen unseres Lebens sind ungleich belastet. Werden sie belastet oder belasten wir sie? An und für sich sollten wir es selbst in der Hand haben. Wir treffen schlussendlich die Entscheidung, ob es in unserem Leben eine vernünftige Balance gibt oder sich ein Arm der Waage immer mehr zu Boden neigt. Ja, wir selbst gewichten. Wir selbst entscheiden. Das ist meine persönliche Überzeugung. Schluss mit Entschuldigungen und Ausreden! Wir dürfen uns nicht ständig gehen und überreden lassen! Dem inneren Schweinehund muss die Stirn geboten werden.

Ich möchte, dass wir aktiv werden, dass wir uns alle dieser schönen Herausforderung stellen. Wir bleiben motiviert und konsequent! Und wir genießen! Das aber mit Maß und Ziel. Und ja, wir dürfen auch mal über die Stränge schlagen, sofern das die Ausnahme bleibt.

Der Lebensstil als Hauptursache

Die folgenden Fragen sind nicht nur für Wissenschaftler, sondern für wohl jeden Menschen von größtem Interesse: Ist es uns vorbestimmt, wie alt wir werden – oder können wir unser gesundheitliches Schicksal selbst in die Hand nehmen? Und falls wir einen Teil dazu beitragen können, in welchem Ausmaß? Können sich Menschen, deren Eltern, Groß- und Urgroßeltern schon besonders alt wurden, darauf verlassen, selbst ebenso alt zu werden, ohne dafür etwas tun zu müssen? Haben diejenigen einen Freibrief für Gesundheit und ein langes Leben? Bleibt Menschen, deren Familiengeschichte von Krebserkrankungen gezeichnet ist, nur die Resignation? Warum bekommen manche Kettenraucher nie Lungenkrebs und manche überzeugte Nichtraucher schon?

Im Rahmen des European Health Forum Gastein verkündete Armin Fidler, der Chefberater der Weltbank in Gesundheitsfragen, eine Erkenntnis, die uns allen zu denken geben sollte: Typische Lebensstilerkrankungen, wie Herz-Kreislauf-Erkrankungen (kardiovaskuläre Erkrankungen) oder Diabetes, machen in den 53 Ländern der WHO-Region Europa 77 % der Krankheitslast aus und sind die Ursache für 86 % aller Todesfälle!

Es ist unbestritten, dass unsere Gene bezüglich unseres Erkrankungsrisikos eine nicht unbedeutende Rolle spielen. Unsere Erbanlagen, der Lebensstil und gewisse Umwelteinflüsse können zu unterschiedlichen Anteilen dafür verantwortlich gemacht werden, ob wir früh erkranken oder ein langes, gesundes Leben genießen dürfen. Bis heute ist jedoch unklar, wie die prozentuelle Verteilung dieser drei Einflussfaktoren wirklich aussieht. Hier gehen wissenschaftliche Daten und Expertenmeinungen auseinander.

Eine interessante Einschätzung stammt von James Vaupel, dem Direktor des Max-Planck-Instituts für demografische Forschung: Seiner Meinung nach spielt der genetische Einfluss vor dem 60. Lebensjahr nahezu keine Rolle. Auch insgesamt sind unsere Gene nur etwa zu einem Viertel für unsere Lebenserwartung verantwortlich. Die Lebensumstände in unseren ersten Lebensjahren liefern den kleinen Beitrag von 10 %. Den entscheidenden Faktor stellen mit 65 % die Lebensbedingungen in unseren übrigen Lebensjahren dar.

Bei der Recherche von Zahlen und Fakten, die diese Werte bestätigen sollen, stößt man allerdings immer wieder auf kontroverse Angaben. Eines jedoch zeichnet sich klar ab: Der persönliche Lebensstil spielt eine noch größere Rolle, als man bisher angenommen hat.

Diese so grundlegende Erkenntnis müssen wir als große Chance begreifen. Diese Botschaft gilt es kundzutun: Mit dem von uns gewählten Lebensstil tragen wir entscheidend dazu bei, möglichst lange gesund zu bleiben. Besonders unsere Kinder und Jugendliche sollen hier angesprochen werden. Wir sollten ihnen Vorbilder sein und mit gutem Beispiel vorangehen. Hier sind wir alle aufgerufen, Verantwortung zu übernehmen.

So „verhält" sich unsere Zukunft

In der 2010 von der WHO veröffentlichten HBSC-Studie (Health Behavior in School-aged Children) wurden Schüler zwischen 11 und 17 Jahren aus insgesamt 40 Staaten untersucht, um deren Lebensstil und Gesundheitszustand zu evaluieren.

Die Resultate brachten wenig Erfreuliches: 17,2 % der Schüler in Österreich leiden unter Einschlafstörungen, 14,4 % unter häufigen Kopfschmerzen. Nur 20,4 % halten sich an die Empfehlung, sich mindestens eine Stunde pro Tag körperlich zu betätigen. Im Durchschnitt verbringen Schüler unter der Woche fünf Stunden, in schulfreien Zeiten sieben Stunden pro Tag vor dem Computer oder dem Fernseher. 57,6 % essen nicht täglich Obst oder Gemüse, dafür konsumieren 39 % täglich Süßes oder Limonaden oder auch beides.

32,6 % der 17-Jährigen rauchen täglich und beängstigende 60,4 % der 17-Jährigen trinken mindestens einmal pro Woche Alkohol. Knapp jeder fünfte Jugendliche zwischen 15 und 17 gab an, zumindest bereits einmal Cannabis konsumiert zu haben.

Ergebnisse anderer Untersuchungen zeigen, dass die Mehrheit der Kinder weder auf einem Bein stehen noch rückwärts laufen oder Purzelbäume schlagen kann. Offensichtlich haben die jungen Generationen einfachste Bewegungsmuster verlernt. Wohin wird das führen? Werden wir Menschen irgendwann komplett bewegungsunfähig?

Da stimmt doch was nicht?!

Laut einer Studie der Karmasin Motivforschung, bei der 500 Frauen und Männer aus Niederösterreich befragt wurden, gehen besonders junge Menschen äußerst leichtfertig mit Lebensmitteln um. Tatsächlich wirft jeder Haushalt in Niederösterreich 30 Kilogramm Lebensmittel pro Jahr in den Müll. Das entspricht einem Warenwert von 300 Euro. Die Hintergründe, warum Lebensmittel im Abfall landen, sind dabei sehr unterschiedlich. Mangelnde Frische, das Überschreiten des Mindesthaltbarkeitsdatums, keine Lust mehr auf das Produkt oder kein Platz mehr im Kühlschrank sind die am häufigsten genannten Ursachen.

Ich finde es erschreckend, wie respektlos manche Menschen mit Lebensmitteln umgehen. Einerseits beschweren wir uns über die Preiserhöhungen im Supermarkt und andererseits werfen wir gute Ware einfach in den Müll. Was bei uns im Müll landet, könnte an anderen Orten dieser Welt Leben retten. In jeder einzelnen Sekunde – und das 24 Stunden pro Tag, 365 Tage im Jahr – verhungern Menschen in Dritte-Welt-Ländern. Unzählige hilflose Kinder sterben einen Hungertod. Und was machen wir? Wir essen ein Vielfaches von dem, was wir benötigen, und werden dabei immer dicker und dicker. Wir essen immer mehr, wollen immer noch mehr, und was wir nicht mehr hinunterbekommen, weil wir vor Völle zu platzen drohen, landet im Abfall. Da stimmt doch was nicht!

Wir werden älter

Dank des medizinischen Fortschritts, der verbesserten Hygiene und des allgemeinen Wohlstandes werden wir immer älter – obwohl so viele Menschen es ihrem Körper durch ihren Lebensstil alles andere als leicht machen, bis ins Alter funktionstüchtig zu bleiben.

Eine dänische Studie zeigt, dass etwa die Hälfte aller heute in den wohlhabenden Ländern geborenen Babys ein Alter von über 100 Jahren erreichen wird. Laut dem UNO-Bericht „Ageing in the Twenty-First Century" wird es im Jahr 2050 weltweit mehr Menschen über

60 Jahre geben als Jugendliche. Dann wird die Bevölkerung in 64 Ländern der Welt zu einem Drittel aus Senioren bestehen. In Japan entspricht das schon heute der Realität und in Europa wird es bereits in 20 Jahren so weit sein. Diese Tatsache könnte mit gewaltigen sozialen und gesundheitsökonomischen Problemen verbunden sein.

Ein langes Leben gilt gemeinhin als etwas Wünschenswertes. Aber ist es das wirklich? Nur bedingt. Wäre denn ein Alltag voller Einschränkungen und Leiden tatsächlich so erstrebenswert? Die entscheidende Frage lautet also: Wie geht es uns dabei, wenn wir alt werden?

Forschung und Wissenschaft ist es zu verdanken, dass die Lebenserwartung stetig ansteigt. Doch was machen wir daraus? Es liegt in unserer Hand, ob wir auch im hohen Lebensalter noch mobil, lebensfroh und geistesgegenwärtig sein werden. Verlieren wir diese Lebensqualitäten, so wäre auch das längste Leben nicht mehr lebenswert.

Ein langes und gesundes Leben genießen zu dürfen, ist nicht nur ein Wunsch vieler Menschen, sondern sollte von uns allen auch als Privileg angesehen werden. Obwohl es Wissenschaftlern durch das Vorantreiben des medizinischen Fortschritts gelungen ist, vielen Erkrankungen den Garaus zu machen, beziehungsweise diverse Schutzmechanismen und Möglichkeiten der Frühdiagnostik die Prognose vieler Krankheiten deutlich verbesserten, scheinen viele Menschen durch ihren ungesunden Lebensstil eine Art „Gegenbewegung" zu verfolgen. Schätzen wir das, was wir bekommen, einfach nicht genug? Die Lebenserwartung von Menschen steigt stetig an. Doch ist das unser eigenes Verdienst, reine Glückssache oder eine Mischung aus beiden? Wir wollen so Vieles. Doch wie viel sind wir tatsächlich bereit, für unser Glück und unsere Gesundheit zu tun? Es wird Zeit, Eigenverantwortung zu übernehmen. Der von uns gewählte Lebensstil ist einer der wichtigsten Faktoren für den Erhalt unserer Gesundheit. Wir haben es großteils selbst in der Hand, ob wir gesund bleiben oder fahrlässig das Wertvollste, was wir haben, aufs Spiel setzen wollen. Es ist von entscheidender Bedeutung, wie man mit seinem Körper umgeht. Wer dies missachtet, riskiert sein Leben.

Auf der **Suche** nach dem **richtigen Rezept**

Was macht der wissbegierige Well-Aging-Mediziner, wenn er mehr über die „Spielregeln des gesunden Altwerdens" erfahren will? Er recherchiert wissenschaftliche Erkenntnisse. Und davon gibt es eine Menge, denn der Prozess des Alterns gibt Wissenschaftlern auf der ganzen Welt seit vielen Jahren Rätsel auf.

Eine der häufigsten Fragen in diesem Zusammenhang lautet: Gibt es spezielle Gründe dafür, weswegen manche Menschen überdurchschnittlich alt werden? Um dieser Frage auf den Grund zu gehen, werden gerne besonders alte Menschen nach ihrem Rezept für ihr langes, gesundes Leben gefragt. Die Lüftung eines sensationellen Geheimnisses oder die Entdeckung eines exakten Leitfadens blieb dabei aber allen Forschern bis heute verwehrt.

Zumindest aber gibt es Orte auf dieser Welt, deren Bewohner auffallend alt werden. Es handelt sich dabei um japanische und italienische Inseln. Obwohl diese Inselbewohner mittlerweile unzählige Male befragt und ihre Lebensumstände intensiv untersucht wurden, ist man auch aus diesen Forschungsergebnissen noch nicht wirklich schlau geworden.

Trotz oder gerade wegen dieses ungelösten Rätsels finde ich persönlich es besonders spannend, alte Menschen zu interviewen. Stets schwelge ich dabei in der Hoffnung, mir das eine oder andere von ihnen abschauen zu können oder zumindest kleine, nützliche Indizien zu entdecken.

Was haben Grandma Moses, Johannes Heesters und Queen Mum gemeinsam?

Bei den hier angeführten Namen handelt es um berühmte Persönlichkeiten, die besonders alt wurden. Gab es eine Eigenschaft oder eine Eigenheit, die sie miteinander verbindet? Wussten sie mehr als wir? Was war ihr „Geheimrezept"? War es möglicherweise die Leidenschaft, mit der sie ihre Ziele und Aufgaben verfolgten und ihr Leben gestalteten, die ihnen auch dieses lange Dasein bescherte? Müssen wir einfach nur leidenschaftlicher sein? Auch wenn wir es wohl nie mit Sicherheit erfahren werden – der Gedanke gefällt mir.

Hendrikje van Andel-Schipper verstarb am 30.08.2005 im Alter von 110 Lebensjahren und galt damit als ältester Mensch in der Geschichte der Niederlande. Auf die Frage nach ihrem Rezept für ein langes Leben antwortete die alte Dame: „Jeden Tag holländischen Hering, dazu Orangensaft. Und vor allem: das Atmen nicht vergessen."

Von Sardinien bis Okinawa

Die älteste Familie der Welt

Kann es sein, dass uns ein Land, eine Stadt oder eine Ortschaft ein überdurchschnittlich langes Leben ermöglicht? Tatsächlich gibt es Inseln, auf denen ein besonders wertvolles „Lebensklima" zu herrschen scheint. Auf der italienischen Insel Sardinien ist der Anteil der über Hundertjährigen mehr als doppelt so hoch wie im Durchschnitt der Weltbevölkerung. Dort lebt auch die Familie Melis, deren neun Geschwister im Jahr 2012 zusammengerechnet sagenhafte 819 Jahre alt waren und die damit als älteste Familie der Welt im *Guinness Buch der Rekorde* steht.

Consolata Melis feierte im Jahr 2012 ihren 105. Geburtstag und ist damit die Älteste der insgesamt 150-köpfigen Sippe. Sie allein hat neun Kinder zur Welt gebracht, 24 Enkel sind gefolgt. Consolata hat noch acht ihrer zehn Geschwister, von denen bis auf zwei alle in Perdasdefogu, einem Ort in der Provinz Ogliastra, leben. Die nächstälteste Schwester ist 99 Jahre alt, und die jüngste, Mafalda, wird mit ihren 78 Jahren von ihren Geschwistern immer noch „Bambina" gerufen.

Die gesamte Familie bemüht sich, möglichst aktiv zu bleiben. Bruder Adolfo lässt sich auch mit 89 Jahren nicht davon abhalten, in der örtlichen Bar auszuhelfen. Consolata liest täglich die Zeitung, macht ihre kleinen Spaziergänge durch die Natur oder füttert zum Zeitvertreib Ziegen. Natürlich wurde die Familie Melis oft nach einem Geheimnis für ihre Langlebigkeit befragt. Doch ein einfaches Rezept hat auch bei ihnen niemand parat. Sie erzählen, dass alles, was sie essen, aus ihrem eigenen Garten oder vom eigenen Feld stammt und dass sie auch nur den eigenen Wein trinken. Fordernd und anspruchsvoll sei die Familie nie gewesen und leicht hätten sie es auch nicht immer gehabt. Ist es vielleicht gerade die Bescheidenheit und Genügsamkeit, die dieser Familie ein derart langes, gesundes und wohl auch glückliches Leben ermöglicht?

Ein maßvolles Leben spielt auch auf der japanischen Insel Okinawa, die ebenso für das hohe Lebensalter ihrer Bewohner bekannt ist, eine zentrale Rolle: Der Ausspruch *„Hara hachi bu!"* bedeutet übersetzt „Stopf dich nicht so voll!" und gehört dort zum guten Ton. Viele Bewohner Okinawas nehmen aus Überzeugung nicht mehr als 1200 kcal pro Tag zu sich. Das sind gut 30 % weniger als die empfohlene Tagesenergiemenge. Sie ernähren sich hauptsächlich von Sojaprodukten wie Tofu, verschiedenen Gemüsesorten und Obst. Nachahmer nennen das die „Regenbogendiät".

Ikigai – ein Grund zu leben

Jeder braucht eine Lebensaufgabe. Diese Idee kommt auch in dem japanischen Begriff *Ikigai* zum Ausdruck. Es ist erstaunlich und für uns Europäer wohl kaum vorstellbar, dass das Wort „Ruhestand" in der alten Sprache Okinawas nicht existiert. Sich ab einem gewissen Alter ohne Grund zur Ruhe zu setzen, kommt den Menschen dort nicht in den Sinn. Das wäre „viel zu langweilig", lautet der einhellige Kommentar der Superalten. Denn Menschen wollen und brauchen eine Aufgabe, die als lebenslanger Antrieb und als Quelle von Lebensfreude dient.

Die erstaunliche „Okinawa Centenarian Study"

Im Zuge einer großen Studie wurden die Ernährungs- und Essgewohnheiten der über hundertjährigen Einwohner Okinawas genauer unter die Lupe genommen:

Dabei zeigte sich, dass die Einschränkung der täglichen Kalorienzufuhr bei den Probanden zu einer deutlich verminderten Belastung mit freien Radikalen führt – das sind aggressive Moleküle, die für die Entstehung von Krankheiten verantwortlich gemacht werden. Des Weiteren konnten deutlich höhere Konzentrationen der lebenswichtigen Hormone Testosteron, Östrogen und DHEA nachgewiesen werden. Die Wissenschaftler diagnostizierten weniger Fälle von Herzkrankheiten und Osteoporose, dafür einen besseren Muskelaufbau und größere geistige Wachheit.

Neben dem disziplinierten Essverhalten scheinen die Menschen in Okinawa ein besonderes Gespür dafür zu haben, welche Nahrungsmittel gesund sind. Die traditionelle Küche Okinawas besteht genau aus dem, was die moderne Ernährungswissenschaft heute als gut und richtig anerkennt, nämlich reichlich Gemüse, Fisch und Meeresfrüchte. Zusätzlich stehen häufig Algen auf dem Speiseplan. Das wenige Fleisch, das gegessen wird, kocht man so lange, bis das letzte bisschen Fett verschwunden ist.

Auch die Bewegung wird in Okinawa keinesfalls vernachlässigt. Männer widmen sich bis ins hohe Alter regelmäßig und intensiv der Kampfkunst und Frauen pflegen auch mit 100 Jahren noch begeistert alte Tanztraditionen oder machen Morgengymnastik.

Bradley Willcox, der stellvertretende Leiter der Studie, sagt: „Den Körper immer ein wenig hungern zu lassen, das hält sie jung."

Die Altersforschung stellt ein sehr umfangreiches Wissenschaftsgebiet dar und wird von vielen Menschen mit großem Interesse verfolgt. Es wäre zu schön, wenn es eine Art Geheimrezept gäbe, das uns ein langes und unbeschwertes Leben ermöglichen könnte. Liegt es an den Genen, am Ort unseres Lebensmittelpunkts, an dem, was wir essen, wie viel Sport wir betreiben oder wie stresserfüllt unser

Alltag verläuft? Vielleicht ist es ja auch einfach nur das Schicksal, das über unsere Lebensspanne entscheidet? Tatsächlich gibt es Orte auf dieser Erde, an denen Menschen besonders alt werden. Auch beim Erforschen des Lebensstils zeichnen sich Muster ab, die unsere Erfolgschancen auf ein vitales, langes Leben deutlich erhöhen. Auf jeden Fall scheinen es mehrere Zutaten zu sein, die das „Lebensrezept" abrunden und vollkommen machen. Diesen wollen wir auf den Grund gehen.

Die
Zutaten

Vegetarismus als Lebenselixier?

Um den Zusammenhang zwischen vegetarischer Ernährung und Lebensdauer zu erforschen, werden in der kalifornischen Kleinstadt Loma Linda bereits seit über fünfzig Jahre Daten gesammelt. Die Ergebnisse dieser Langzeitstudie liefern tatsächlich Hinweise darauf, dass es durch den bevorzugten Verzehr von Gemüse, Nüssen und Getreideflocken möglich ist, das Risiko für Herz- und Kreislauferkrankungen zu verringern. Als wichtige Begleitfaktoren gelten eine großzügige Wasseraufnahme und die ausreichende Versorgung mit mehrfach ungesättigten Fettsäuren.

Im Jahr 2011 wurden in einer amerikanischen Studie an mehr als 15.000 US-Bürgern die gesundheitlichen Wirkungen des in Gemüse enthaltenen α-Carotins untersucht. Dabei handelt es sich, wie auch bei β-Carotin, um ein potentes Antioxidans, das unter anderem in Karotten, Wurzelgemüse, Brokkoli, Erbsen, Bohnen, Spinat und auch Salat reichlich vorhanden ist. Die Wissenschaftler fanden dabei heraus, dass die Probanden mit den höchsten α-Carotin-Spiegeln ein deutlich geringeres allgemeines Sterberisiko hatten. Dieser Zusammenhang war auch für Todesfälle als Folge von Herz-Kreislauf- und Krebserkrankungen signifikant.

Lässt sich nun behaupten, dass die vegetarische Ernährungsform die gesündeste ist? Unabhängig von ethischen Ansichtsweisen und Hintergründen, von Geschmäckern und Überzeugungen, die jeder für sich selbst zu vertreten hat, lässt sich zumindest festhalten: Eine vegetarische Ernährung stellt eine durchaus empfehlenswerte Form dar. Wenn man es genau nimmt, kann man jedoch nicht sagen, dass dies die optimale Art ist, sich zu ernähren. Der durchschnittliche Pro-Kopf-Fleischkonsum liegt zwar sowohl in Österreich als auch in Deutschland weit über dem Empfohlenen, ab und zu Fleisch zu essen, wird uns unterm Strich aber eher nutzen als schaden.

Fleisch ist ein wertvolles Lebensmittel und eine sehr gute Quelle für Eiweiß, Eisen und andere Vitalstoffe. Aus diesem Grund sollten wir Fleisch nicht zur Gänze von unserem Speiseplan verbannen. Wir sollten den Fleischkonsum aber unbedingt reduzieren – und zwar deutlich! Wer maximal ein- bis zweimal pro Woche mageres Fleisch isst, tut seiner Gesundheit etwas Gutes. Umgekehrt heißt das aber nicht, dass Vegetarier durch den Verzicht auf Fleisch Mangelzustände riskieren würden. Viel Gemüse zu essen, ist wahrscheinlich das Allerwichtigste und sollte für Fleischliebhaber genauso gelten wie für Vegetarier.

Wohlbefinden ist auch Kopf- und Herzsache

Spiritualität für gesundes Altern?

Der Epidemiologe Gary Fraser, der die *Adventist Health Studies* aus der Kirche der Adventisten des siebenten Tages leitet, ist der Überzeugung, dass Spiritualität etwas Essenzielles für gesundes Altern ist. Er sagt: „Die Vermutung liegt nahe, dass es im spirituellen Leben etwas gibt, das Einfluss auf die Lebenserwartung hat."

An dieser Stelle möchte ich Ihnen auch etwas über meine persönlichen Erfahrungen zu diesem Thema erzählen. Meine Großmutter – Sie werden in einem späteren Kapitel noch ein Interview mit ihr lesen können – wird im Jahr 2013 bereits 94 Jahre alt. Ohne mich voreilig in Details ihres Lebens zu verlieren, kann ich Ihnen verraten, dass meine Omi jeden Tag zwei Stunden betet und bis vor Kurzem noch täglich, inzwischen aber nur mehr sonntags den Gottesdienst besucht. Das Beten und die Kirchengänge haben für sie etwas Meditatives. Diese Rituale bedeuten eine tägliche Auszeit. Sie nimmt sich bewusst Zeit, in eine tiefe Stille einzutauchen und innere Ruhe zu finden. Zeit für Glaube und Spiritualität – das heißt möglicherweise auch, sich regelmäßig zu erden – auf mentaler und physischer Ebene. Hierbei finden sich auch Ähnlichkeiten mit der meditativen Ruhe einer japanischen Teezeremonie.

Interessanterweise treten nämlich speziell im asiatischen Raum gewisse Erkrankungen wesentlich seltener auf als in unseren Breiten. Dazu zählt unter anderem auch Brustkrebs. Bis heute ist der Grund dafür unklar. Verschiedene Theorien behaupten, dass es mit dem ausgiebigen Konsum von grünem Tee, dem Verzehr von Sojaprodukten oder dem besonderen Lebensstil zusammenhängen könnte. Wahrscheinlich handelt es sich dabei um ein Zusammenspiel mehrerer Umstände und Maßnahmen.

Emotional gefestigt zu sein und an etwas zu glauben, ist für uns Menschen auf jeden Fall von entscheidender Bedeutung. Nicht selten entscheidet unsere Einstellung über Leben und Tod. Patienten, die vom Arzt die Nachricht einer todbringenden Erkrankung erhalten, können dazu neigen, alle Hoffnung und Glauben an Heilung zu verlieren und sich aufzugeben. Der Glaube und eine positive Grundeinstellung sind für uns lebenswichtig!

Wer meint, es sei für ihn unmöglich, die Zeit zum Beten, zum Meditieren oder für Rituale aufzubringen, dem möchte ich entgegenhalten, dass es immer eine Frage des Willens und des Prioritätensetzens ist. Ich denke dabei stets an meine Omi, die seit Jahren jeden Tag um 4 Uhr morgens aufsteht, um Zeit für die Dinge zu haben, die in ihrem Leben wertvoll und wichtig sind.

Froh, gelassen und zufrieden

Laut Gerontologen der Universität Heidelberg kommen Menschen, die gesprächig und enthusiastisch durchs Leben gehen, auch mit dem Altern tendenziell besser zurecht als Menschen mit einem stillen und introvertierten Charakter. Die Ergebnisse der Heidelberger Hundertjährigen-Studie lassen daran keinen Zweifel: Um über hundert Jahre alt zu werden, bedarf es auch einer großen Portion psychologischer Stärke.

Mit dem Glücklichsein im Alter ist es aber offenbar nicht weit her. In Österreich leiden 240.000 Menschen an geriatrischer Depression (Altersdepression). Das bedeutet, 25 bis 30 % aller alten Menschen sind davon betroffen, wobei Frauen häufiger darunter leiden als Männer.

Die geriatrische Depression kann mit verschiedenen Symptomen und Beschwerden einhergehen. Zu diesen zählen Gewichtsverlust, Gliederschmerzen, ein Schweregefühl in der Brust, Antriebsmangel, der Verlust kognitiver Fähigkeiten wie Merkfähigkeit und Konzentration, Freudlosigkeit, das Versiegen von Mimik und Gestik sowie schwere Schlafstörungen. Warum diese psychische Erkrankung gerade im hohen Alter so häufig auftritt, weiß man nicht.

Menschen aller Altersklassen leiden heutzutage immer häufiger unter psychischen Beschwerden und Erkrankungen. Insgesamt nehmen über 800.000 Österreicher regelmäßig Psychopharmaka ein. Warum steigt die Zahl der Betroffenen von Jahr zu Jahr stetig an? Sind wir anfälliger geworden? Oder bestimmen Frust und Unzufriedenheit unseren Lebensalltag, weil es uns allen einfach zu gut geht, was eine innere Unruhe erzeugt, mit der wir nicht umgehen können? Oder erwarten wir uns einfach zu viel vom Leben?

Ein „gelassener Umgang" mit Chancen, die man im Laufe seines Lebens verpasst hat, scheint jedenfalls sehr wichtig zu sein. Wissenschaftliche Studien belegen, dass Menschen, die bescheidener und gelassener und damit auch zufriedener durchs Leben gehen, auch im Alter weniger dazu neigen, an Depressionen zu erkranken. Je früher es uns also gelingt, eine positive Lebenseinstellung zu gewinnen, desto besser sind die Voraussetzungen für ein glückliches Altern.

Sexualität ist wichtig für unsere Gesundheit!

Laut der Weltgesundheitsorganisation (WHO) sollte die sexuelle Gesundheit ein integraler Bestandteil ärztlicher Behandlung sein. Die Statistiken jedoch sind ernüchternd. Sie öffen uns nicht nur die Augen, sondern lassen unsere Köpfe hängen – und nicht nur unsere Köpfe. 79 % aller Männer mit erektiler Dysfunktion, also einer Funktionsstörung im Rahmen einer normalen Erektion des Penis, sind übergewichtig und 74 % leiden unter erhöhten Werten des „schlechten" LDL-Cholesterins!

Der Zusammenhang zwischen einer störungsfreien Sexualität und dem allgemeinen Gesundheitszustand ist wissenschaftlich vielfach belegt:

Untersuchungen konnten beispielsweise zeigen, dass die sexuelle Funktion durch eine Optimierung des Lebensstils deutlich verbessert werden kann. Die gezielte Lebensstilintervention verringerte dabei aber nicht nur Störungen im Sexualbereich, sondern bewirkte zusätzlich einen Abfall zuvor erhöhter Entzündungsmarker und eine Verbesserung von Aufbau und Funktion des Gefäßendothels – das ist die „Beschichtung" unserer Gefäßinnenwände.

Auch Hormone spielen bei der Sexualität eine bedeutende Rolle. Das männliche Hormon Testosteron ist in der Sexualmedizin sowohl für die Frau als auch für den Mann von besonderer Wichtigkeit. Hier ist mittlerweile bekannt, dass cholesterin- und blutfettsenkende Statine die Serumtestosteronwerte reduzieren.

Aus einer 2010 im Journal für Sexualmedizin publizierten Arbeit geht hervor, dass bei Diabetikern häufig niedrigere Testosteronwerte nachweisbar sind. Diese wiederum werden mit einer erhöhten kardiovaskulären Morbidität und Mortalität in Zusammenhang gebracht. Möglicherweise stellt Testosteron und damit die Entzündung und Fehlfunktion der Gefäße ein pathophysiologisches Bindeglied zwischen dem allgemein bekannten und gefürchteten metabolischen Syndrom und der sexuellen Dysfunktion dar.

Studien belegen, dass Menschen mit intaktem Sexualleben tendenziell einem niedrigeren Erkrankungsrisiko ausgesetzt sind. Bei übergewichtigen und fettleibigen Menschen kommt häufig hinzu, dass diese, weil sie sich in ihrem Körper unwohl fühlen, zusätzlich unter einem psychologisch bedingten Libidoverlust leiden. Dies steigert die Gefahr, in einen Teufelskreis zu geraten, der jedoch durch die richtigen Veränderungen im Lebensstil erfolgreich durchbrochen werden kann!

Ich frage gern nach –
ein Interview mit meinem Vorbild

Reife und Erfahrung sind etwas sehr Wertvolles. Von den Erlebnissen und Erkenntnissen anderer Menschen können wir nur profitieren. Für solche Einblicke bin ich immer sehr dankbar. Zumeist müssen wir ohnehin auf den eigenen Beinen durch die harte Schule des Lebens schreiten – ohne zu wissen, was auf uns zukommt, ohne Warnung vor einem vermeidbaren Fehler und ohne Chance auf ein Zurück. Da auch ich diesen – für mich oft holprigen – Weg bereits öfter alleine gehen musste, bemühe ich mich stets, von älteren, erfahrenen Menschen zu lernen. Wann immer ich jemanden kennenlerne, der mir durch bestimmte Charaktereigenschaften, sein Erreichtes oder Erlerntes auffällt, packe ich die Gelegenheit beim Schopf, um mich an dessen Erfahrungsschatz zu bereichern.

Auf meiner Suche nach dem Rezept, um glücklich und gesund zu altern, reise ich weder nach Sardinien noch nach Japan. Ich begebe mich nach Klagenfurt zu meiner 93-jährigen Großmutter. Sie muss es wissen. Sie ist alt, gesund und vital. Bereitwillig schenkt sie mir einige Minuten ihrer kostbaren Zeit. Dabei hatte ich angenommen, sie habe viel zu tun und ihre Zeit sei knapp bemessen. Doch sie belehrt mich eines Besseren. Mit stoischer Ruhe und beneidenswerter Gelassenheit lässt sie mich wissen: Ich habe genug Zeit. Und damit gewinne ich auch schon meine erste Erkenntnis: Meine Omi kennt keinen Stress. Im Gegensatz zu den vielen Rentnern, die vor Zeitmangel phasenweise in Panik geraten, scheint meine Großmutter ganz und gar nicht unter der global empfundenen Zeitnot zu leiden. Sie trägt übrigens auch keine Armbanduhr, ist aber stets pünktlich.

Bevor ich das Gespräch wiedergebe, von dem wir uns womöglich die Lösung für ein erfolgreiches Altern erhoffen, möchte ich Ihnen meine Großmutter gerne kurz beschreiben. Sie ist eine kleine, zierliche Person. Wenn ich sie zur Begrüßung umarme und küsse, entschuldigt sie sich dafür, dass ich mich dabei so weit hinunterbeugen muss. Dürfte ich nur eine einzige Eigenheit meiner Großmutter hervorheben, so würde ich sagen, sie ist ständig auf den Beinen, andauernd in Bewegung – quirlig, könnte man sagen, jedoch sind ihre Bewegungen keinesfalls hektisch. Irgendwie scheint körperliche Aktivität für sie ganz wichtig zu sein. Sport betreibt meine Omi schon lange nicht mehr. Das muss sie auch nicht. Die Bedeutung von Alltagsbewegungen wird von vielen Menschen weit unterschätzt. Ihr Gesicht zieren stets rote Wangen, in die man hineinkneifen möchte. Ihre warmen Hände, ihr liebesvolles Lächeln und ihre freundlichen Augen ergeben das Bild, das ich vor mir sehe, wenn ich an meine Omi denke.

Meine Großmutter ist ein sehr bescheidener und tiefgläubiger Mensch. Möglicherweise ist das ihr persönlicher Erfolgsfaktor für gesundes Altern? Vielleicht wissen wir bald mehr.

Omi, was hat deiner Meinung nach dazu geführt, dass du mit 93 Jahren heute noch so fit und gesund bist?
Ich bin der Meinung, dass man alles im Leben mit Maß und Ziel verfolgen sollte. Und das gilt auch für das Essverhalten. Ausreichend zu schlafen und sich viel an der frischen Luft aufzuhalten, erachte ich als ebenso wichtig.

Wie alt sind deine Eltern geworden?
Meine Mutter ist mit 75 und mein Vater mit 81 Jahren verstorben. Meine Großmutter wurde allerdings 91 Jahre alt, was für die damalige Zeit ein besonders schönes Lebensalter war.

Bist du regelmäßig zu Vorsorgeuntersuchungen gegangen?
Nein. Den Hausarzt habe ich nur aufgesucht, wenn es nötig war. (Das ist natürlich nicht das, was Enkel Doktor hören will, aber das war ihre Antwort und ich möchte schließlich bei der Wahrheit bleiben.)

Hast du zusätzlich irgendwelche Vitamine eingenommen?
Vitamine in Form von Kapseln habe ich nie bewusst eingenommen.

Welche Werte sind für dich im Leben von Bedeutung?
Bescheidenheit ist ganz wichtig. Ich bete sehr viel und liebe es, Musik zu hören.

Hast du jemals geraucht?
Nein, habe ich nie.
(Hier darf ich anmerken: Tatsächlich habe ich gemeinsam mit meiner Omi zu ihrem 80. Geburtstag eine kleine Zigarre geraucht. Diese war aber wohl wirklich eine Ausnahme und ihre einzige Erfahrung mit dem Rauchen.)

Warst du jemals übergewichtig?
Nein. Ich war nie ganz dünn, aber auch nie übergewichtig.

Hast du bei der Ernährung auf irgendetwas geachtet?
Ich habe immer darauf geachtet, bescheiden und abwechslungsreich zu essen. Salate, frisches Obst und Gemüse stehen bei mir häufig am Speiseplan.

Wie viel Alkohol hast du denn im Schnitt pro Woche konsumiert und welchen?
Sehr wenig. Vielleicht ein Glas Wein pro Woche. Mehr war es wohl nicht. Alkohol gab es immer nur zu besonderen Anlässen. In den letzten Jahren trinke ich nach dem Essen ganz gerne einen Schnaps zur Verdauung. Früher habe ich aber gar keine harten Getränke konsumiert.

Wie viele Stunden Sport hast du pro Woche betrieben?
Als ich noch jung war, bin ich täglich in den Wörthersee schwimmen gegangen. Wir waren immer viel im Freien und haben uns gerne bewegt. Wir sind sehr viel zu Fuß gegangen. Die alltägliche Bewegung war ja auch notwendig, um von einem Ort zum anderen zu gelangen. Ein Auto hatten wir nicht.

Hast du immer genug getrunken?
Beim Trinken war ich leider immer nachlässig. Ich trinke auch heute noch zu wenig und achte nicht genug darauf.

Wie hast du deinen Beruf empfunden?
Ich habe immer gerne gearbeitet. Meine Arbeit als Volksschullehrerin und später Volksschuldirektorin hat mir große Freude bereitet. Ich habe

den Kontakt zu den Kindern geliebt. Neid und Konkurrenz unter den Kollegen kannten wir damals nicht. Auch das Ausmaß an Arbeit war für mich genau richtig.

Hattest du viel Stress?
Nein, Stress war für mich nie ein Thema. Auch im Krieg mussten wir eben die Situation so annehmen, wie sie war.

Was wäre deiner Meinung nach eine gute Strategie, um möglichst alt zu werden und lange gesund zu bleiben?
Eine konkrete Strategie habe ich nicht. Bescheidenheit und Genügsamkeit halte ich für besonders wichtig. Man sollte bescheiden essen, Achtsamkeit für die Gesundheit und einen Charakter entwickeln. Diese Werte wurden mir großteils von meinen Eltern vermittelt.

Vielen Dank für deine Zeit und dass du deine Erfahrungen und Erkenntnisse mit uns geteilt hast, Omi!

Welche Schlussfolgerung ergibt sich nun aus dem Gespräch mit meiner Großmutter? Ich resümiere: Bescheidenheit in allen Lebenslagen könnte die Grundvoraussetzung für ein zufriedenes, langes Leben sein. Eine Tugend, der unsere Gesellschaft heutzutage wohl keinen besonders hohen Stellenwert mehr einräumen möchte. Gesundes, maßvolles Essen. Der Beruf sollte Freude bereiten – „Burn-out" war für meine Großmutter nie ein Thema – und der Glaube an Gott ist ihr wichtig. Kann die Lösung tatsächlich so simpel sein?

Die meisten Menschen beginnen, wenn überhaupt, erst ab einem gewissen reiferen Alter mehr auf ihren Lebensstil zu achten und sich um ihre Gesundheit zu kümmern. Gibt es möglicherweise einen Zeitpunkt, den wir nicht verpassen dürfen, damit unser Bemühen um ein langes, gesundes Leben noch Früchte trägt, oder ist es nie zu spät, um etwas zu verbessern?

In jungen Jahren verzeiht der Körper noch sehr viel. Eine durchzechte Nacht stecken wir mit zwanzig um ein Vielfaches leichter weg als mit fünfunddreißig. Auch ein ungesunder Lebensstil hinterlässt bei einem Fünfzigjährigen wesentlich deutlichere Spuren als bei einem Dreißigjährigen. Warum sehen manche Menschen eigentlich jünger aus als andere? Und wie hat heutzutage ein Vierzigjähriger denn auszusehen?

Es gibt zahlreiche Fragen, die bis heute nur unzureichend oder gar nicht beantwortet werden konnten. Das Altern des Menschen birgt noch eine Menge an Geheimnissen. Aus diesem Grund fasziniert mich dieses Thema und ich begebe mich mit Begeisterung auf die Suche nach neuen Erkenntnissen und Hinweisen, die uns zumindest ein wenig mehr Klarheit und Orientierung bringen könnten.

Wann soll man mit dem Well-Aging beginnen?

Genau genommen beginnt Well-Aging bereits vor unserer Geburt, und zwar im Mutterleib. Dabei handelt es sich aber noch um „passives Well-Aging", weil wir als Ungeborene selbst noch nicht viel dazu beitragen können. Umso mehr aber sind wir als Eltern gefordert.

Schon länger ist bekannt, dass die Gesundheit eines noch ungeborenen Kindes bereits durch den Lebensstil der Mutter beeinflusst wird. Es ist also von großer Bedeutung, wie wir während der Embryonal- und Fetalphase von unserer Mutter umsorgt beziehungsweise welchen Umständen wir ausgesetzt werden. Raucht die Mutter oder hält sie sich öfter in einer verrauchten Umgebung auf? Trinkt sie Alkohol? Isst sie viel frisches Obst und Gemüse oder präferiert sie Fertiggerichte und Junkfood? All diese Faktoren fließen in die Entwicklung des Kindes mit ein und spielen für dessen Gesundheit eine große Rolle. Die Ernährung der Mutter und das Ausmaß, in dem sich ihr Körpergewicht während der Schwangerschaft verändert, tragen maßgebend dazu bei, ob sie und auch ihr Kind zukünftig einem höheren Erkrankungsrisiko ausgesetzt sind oder nicht. Übergewicht und Fettleibigkeit bedeuten ein deutlich erhöhtes Risiko für Komplikationen während der Schwangerschaft und bei der Geburt. Alles, was im Rahmen einer Schwangerschaft passiert, beeinflusst das Leben, die Entwicklung und die Gesundheit zweier Menschen. Dieser Verantwortung müssen sich werdende Eltern bewusst sein.

Dabei ist es ganz entscheidend, zu verstehen, dass Gesundheit und Lebensstil eng miteinander verbunden sind. Aus diesem Grund nahm in den vergangenen Jahren auch das wissenschaftliche Interesse am Gebiet der Epigenetik massiv zu. Sehr einfach ausgedrückt versteht man unter Epigenetik die funktionalen Hüllen, die unsere Erbsubstanz umschließen. Und wie wir inzwischen wissen, ist eine Beeinflussung dieser Hüllen durch unseren Lebensstil möglich. Das gibt uns einerseits die Möglichkeit, persönliche Gesundheitsrisiken durch gezielte Maßnahmen zu minimieren, andererseits laufen wir Gefahr, diese Risiken durch ungünstige Lebensgewohnheiten zu erhöhen. Unsere Gesundheit und auch die unserer Kinder liegt damit zu einem beträchtlichen Teil in unserer Hand. Dies bedeutet eine hohe Verantwortung, aber auch eine einmalige Chance, die wir nicht ungenutzt lassen dürfen.

Gesundheitliche Probleme lassen sich nicht immer nur auf einen üppigen Lifestyle zurückführen. Die Zusammenhänge sind komplex und Ursachen können auch viel weiter zurückliegen. So ist bewiesen, dass Menschen, die im Kindes- und Jugendalter in kurzer Zeit überdurchschnittlich viel an Gewicht zunehmen, im Laufe ihres Lebens eher zu Übergewicht neigen. Bei den Betroffenen wird überdurchschnittlich viel Disziplin gefordert sein. Ich bin das lebende Beispiel dafür. Forscher fanden aber auch heraus, dass Kinder, die mit einem sehr niedrigen Geburtsgewicht zur Welt kommen und während der Schwangerschaft nur unzureichend mit Energie und wertvollen Inhaltsstoffen versorgt wurden, im Vergleich zu Normalgewichtigen ebenso vermehrt zu Übergewicht und Fettleibigkeit neigen. Das erklärt man sich so, dass der Stoffwechsel dieser Kinder früh darauf trainiert wurde, das Optimum aus der aufgenommenen Nahrung herauszuholen und jede einzelne Kalorie bestens zu verwerten. Es gilt somit auch hier, einen maßvollen Mittelweg zu finden.

Bluthochdruck und Diabetes sind nur zwei der möglichen Folgekrankheiten, die als Konsequenz aus Adipositas und einem schlechten Lebensstil entstehen können. Dabei sind oft Mutter und Kind gleichermaßen betroffen. Gesundheitliche Risiken, denen wir im Mutterleib ausgesetzt waren, können somit für unser späteres Leben von Bedeutung sein. Deswegen ist es unabdingbar, dass wir mit unserem Körper unser ganzes Leben lang fürsorglich umgehen. Schlank zu sein ist für Kinder, Jugendliche und Erwachsene eine notwendige Grundvoraussetzung für ein langes, gesundes Leben!

Neben der so wichtigen Frage der gesunden Ernährung spielen aber auch andere mütterliche Lebensstilfaktoren eine gewichtige Rolle bei der Entwicklung des Ungeborenen. Unter anderem ist bekannt, dass Frauen, die während der Schwangerschaft viel Stress und emotionale Belastungen ertragen mussten, eher ängstliche Kinder zur Welt bringen.

Besonders wichtig sind selbstverständlich die hormonellen Einflüsse. Hier gilt es, die Schilddrüsenhormone und das Gelbkörperhormon Progesteron hervorzuheben, da diese beiden an der neuronalen Entwicklung des Kindes entscheidend beteiligt sind. Eine hormonelle Unterversorgung kann mit Entwicklungsstörungen und Problemen in der Schwangerschaft verbunden sein. Aus diesem Grund wird die Schilddrüse bei Schwangeren regelmäßig kontrolliert. Vereinzelte Studien weisen darauf hin, dass Einjährige, deren Mütter während der Schwangerschaft regelmäßig Progesteron substituiert bekamen, über eine erhöhte Lernfähigkeit verfügen. Die Empfehlung, Schwangeren routinemäßig Gelbkörperhormone zu verschreiben, kann nach aktuellem Stand jedoch noch nicht ausgesprochen werden. Dafür sind noch weiterführende Studien notwendig. Übrigens scheint auch die Zufuhr mehrfach ungesättigter Omega-3-Fettsäuren, die mittlerweile von vielen Gynäkologen während der Schwangerschaft empfohlen werden, die kognitive Leistungsfähigkeit bei Kindern zu verbessern.

Es zeigt sich, dass sowohl die Entwicklung des Kindes als auch dessen Gesundheitszustand von einer Vielzahl von Faktoren abhängt. Diese Einflüsse werden schon wenige Tage nach der Befruchtung der Eizelle durch die Samenzelle relevant und können von den Eltern mit gesteuert werden. So sind wir aufgerufen, die Gesundheit unserer Kinder und unsere eigene vom Tag des positiven Schwangerschaftstests bis zu unserer letzten Stunde zu pflegen und zu schützen.

Eine konkrete „Anleitung zum Altwerden" konnte bis heute weder von Wissenschaftlern noch von über Hundertjährigen dingfest gemacht werden. Auch wenn die Rezeptur noch unvollkommen ist, kennen wir bereits einige Zutaten daraus, die die Eckpfeiler einer zielführenden Strategie bilden könnten. Die Frage, wann wir mit dem Bemühen um unsere Gesundheit beginnen sollten und in welchem Ausmaß Well-Aging sinnvoll ist, lässt sich klar beantworten: Je früher, desto besser – und je mehr wir uns bemühen, desto größer die Erfolgschancen. Neben der Art der Ernährung, dem Ausmaß der Bewegung und dem Meiden von Belastungen wie Alkohol oder anderen Drogen stellen Spiritualität, Glaube, Charaktereigenschaften und die Einstellung zum Leben wichtige Säulen für den Erhalt unserer Gesundheit dar. Auch wenn wir großteils selbst für unser Wohlbefinden verantwortlich sind, gibt es Einflüsse, denen wir bereits vor unserer Geburt ausgesetzt werden und die für unser Erkrankungsrisiko im Laufe unseres Lebens mitbestimmend sind. Der Lebensstil von Eltern ist für das Ungeborene von größerer Bedeutung als bisher angenommen. Aus diesem Grund ist es entscheidend, dass sowohl die Mutter als auch der Vater bereits vor der Geburt ihres Kindes die Bereitschaft zeigen, alles erdenklich Gute für dessen Wohlergehen zu tun.

Chronische **Stressbelastung** und ihre **Folgen**

Burn-outs, Krebserkrankungen, Herzinfarkte, Übergewicht und Fettleibigkeit sind nur ein paar Beispiele möglicher Folgen von chronischer Überforderung. Dies gilt sowohl für das Berufs- als auch das Privatleben. An dieser Stelle möchte ich erwähnen, dass es Kulturkreise gibt, bei denen das Private vom Beruflichen nicht getrennt wird. Da geht es nur um das Gesamte, das Ganzheitliche. Das Leben. Diese Menschen leben ihren Beruf und sehen ihre Arbeit als integralen Bestandteil ihres Charakters, ihrer Person und ihres Lebens.

Ist es für uns Europäer und unsere Gesellschaft nicht auch bezeichnend, dass wir unseren Beruf so strikt abgrenzen? Sind wir als Unternehmer, Anwälte, Busfahrer oder was auch immer wir beruflich tun, denn andere Menschen als in unserer Freizeit? Warum sind so viele Menschen zu Beginn der Arbeitswoche schlecht gelaunt, während sie gegen Ende der Woche immer glücklicher werden? Leiden wir denn alle unter unseren Berufen? In Anbetracht der Stundenzahl, die wir mit unserer Arbeit verbringen, sollten wir uns diese Frage öfter stellen und über die Antwort gut nachdenken. Wenn es so wäre, sollten wir unserer Gesundheit zuliebe schleunigst etwas ändern. Chronische Unzufriedenheit wäre fatal und würde ein glückliches, gesundes Leben nahezu unmöglich machen.

Bis heute sind die gesundheitlichen Konsequenzen, die Stress mit sich bringen kann, nur schwer abzuschätzen. Jeder Mensch reagiert unterschiedlich auf die Anforderungen des Lebensalltags und toleriert Stress in unterschiedlichem Ausmaß. Tatsache ist, dass Stress, sofern er vom Individuum als Belastung empfunden wird, bei der Entstehung von Krankheiten eine große Rolle spielt. Durch die stressbedingte Produktion freier Radikale werden überdurchschnittlich viele Antioxidantien verbraucht. Daraus entsteht eine Dysbalance, die, wenn sie über einen längeren Zeitraum bestehen bleibt, Erkrankungen verursachen kann. Wenn wir den Belastungen des Lebens standhalten wollen, sollten wir daher alles tun, um unsere Gesundheit bestmöglich zu schützen.

„Lass dich nicht stressen!"

Stress ist eines meiner persönlichen „Unworte"! Immer wenn ich es zu hören bekomme, durchfährt mich ein Gefühl von Unbehagen. Aber nicht, weil ich damit Angst oder Sorge verbinde, und schon gar nicht, weil ich mit Stress nichts zu tun haben möchte, sondern, weil ich mich jedes Mal darüber wundern muss, wie einseitig und missverständlich dieses Wort verwendet wird. Was ich damit meine?

Stress kann prinzipiell ja auch etwas Positives sein. In der Humanmedizin kennt man neben dem ungeliebten und belastenden *Disstress* auch den positiven *Eustress*. Hierbei handelt es sich um einen guten Stimulus, den wir uns zunutze machen können. Er steigert unsere Aufmerksamkeit, erhöht unsere Aktivitätsbereitschaft und moduliert das Immunsystem. Der positive Eustress bringt für unseren Körper und unseren Geist eine Menge wünschenswerter Effekte mit sich. Wir sind es somit von Natur aus gewohnt und gut darauf eingestellt, mit vermeintlich stets negativem Stress umzugehen. Die strikte Empfehlung: „sich niemals stressen zu lassen" ist also völlig verfehlt. Vielmehr sollten wir uns den täglichen Herausforderungen des Lebens stellen! Das bedeutet, Stress in einem gewissen Ausmaß zu akzeptieren und zu versuchen, ihn auf geschickte Art und Weise zu bewältigen. Das Wichtigste dabei ist die Bereitschaft, positiv zu bleiben und die Dinge richtig anzugehen. Denn in den meisten Fällen sind wir es doch selbst, die unseren Stress verursachen.

Immer wieder höre ich von Patienten, dass sie sich in den nächsten Wochen mit dem Essen oder einer ursprünglich geplanten Diät keinen Stress machen wollen. Sie verschieben also ihre guten Vorsätze auf später. Auf irgendwann. Das verstehe ich nicht. Wie kann man sich denn mit Essen stressen? Es gibt doch nur ganz wenige Dinge, die ähnlich schön und entspannend sein können, wie sich mit der Zubereitung eines guten Essens zu beschäftigen!

Ja, es erfordert Zeit, sich Gedanken darüber zu machen, was man in den nächsten Tagen gerne auf dem Teller hätte. Ja, es erfordert noch mal etwas Zeit, die eingekauften Lebensmittel in eine halbwegs vernünftige und schmackhafte Form zu bringen. Und ja, es gehört auch ein bisschen Übung dazu. Das war's aber auch schon! Das soll Stress sein? Sich Zeit für Dinge zu nehmen, die es wert sind? Das ist unser Leben! Essen ist lebensnotwendig!

Faktum ist, dass die Zubereitung von ungesundem Essen nicht weniger aufwendig ist als die von gesundem. Ein frischer Salat nimmt unter Garantie weniger Zeit in Anspruch als ein Schnitzel mit Pommes frites. Nun könnten Sie gegen meine Überzeugung argumentieren, indem Sie mir zu verstehen geben, dass Sie sich regelmäßig Fast Food und Pizza besorgen, um Zeit zu sparen. Nur lassen Sie dabei gänzlich außer Acht, was das für Ihren Körper bedeutet: nämlich Stress pur! Und zwar von innen!

Es kann einfach nicht sein, dass wir eine gesunde, ausgewogene Ernährung mit Stress in Verbindung bringen oder, noch schlimmer, diese sogar als Stress empfinden. Essen ist Teil unseres Lebens! Auch hier möchte ich einen Appell an Sie richten und Sie einladen, die richtigen Prioritäten zu setzen.

Erhöhtes Herzinfarktrisiko durch Übergewicht und Stress

Fettgewebe ist in der Lage, spezielle Botenstoffe, sogenannte Endocannabinoide, zu produzieren. Über deren genaue Wirkungsweise konnte bis heute erst relativ wenig in Erfahrung gebracht werden. Vieles deutet jedoch darauf hin, dass sie bei Bewegungs- und Immunprozessen eine bedeutende Rolle spielen. Dieser Zusammenhang ergibt sich über die Wechselwirkung mit der Arachidonsäure, einer Omega-6-Fettsäure, aus der die Endocannabinoide entstehen. Arachidonsäure wiederum ist an entzündlichen Vorgängen in unserem Körper beteiligt, von denen schon länger bekannt ist, dass sie in vielen Fällen als Initialphase bei der Entstehung von Krankheiten anzusehen sind.

Eine Hemmung der Enzyme COX-1 (Cyclooxygenase-1) und COX-2 verhindert die Umwandlung der Arachidonsäure in das sogenannte Prostaglandin E2 (PGE2). Prostaglandine sind Gewebshormone, die Entzündungen in unserem Körper auslösen können. Natürliche COX-Hemmer sind beispielsweise Omega-3-Fettsäuren aus Fischölen, die damit entzündlichen Prozessen entgegenwirken können.

Die Endocannabinoidproduktion findet in einem größeren Ausmaß statt, wenn mehr Fettgewebe vorhanden ist beziehungsweise Menschen „gestresst" sind.

Der Wissenschaftler Thomas Schindler von der Universitätsklinik Genf konnte zeigen, dass Cannabinoide auch die Herzkranzgefäße in Mitleidenschaft ziehen. Je höher der Body-Mass-Index (BMI) der Probanden war, desto schlechter funktionierten die Blutgefäße. Das Ergebnis dieser Studie unterstreicht erneut, wie wichtig es ist, schlank zu sein.

Fettgewebe ist ein sehr stoffwechselaktives Organ, das in seiner Gefährlichkeit keinesfalls unterschätzt werden darf. Je höher der Körperfettanteil, desto größer daher das Risiko, Entzündungsprozesse in unserem Körper zu schüren und zu unterstützen.

Die Rolle von Stress bei vaskulären Entzündungsprozessen

Chronische Entzündungsprozesse verstärken die Entwicklung von Herzerkrankungen und Schlaganfällen und beschleunigen die altersbedingten Einbußen kognitiver Leistungsfähigkeiten. Auch hier werden die genauen Pathomechanismen noch nicht vollends verstanden. Eine Vielzahl von Studien weist jedoch darauf hin, dass der Faktor NF-kappa-B bei entzündlichen Veränderungen an Blutgefäßen und der Gefäßendothelfunktion eine Schlüsselrolle spielt. NF-kappa-B wird durch freie Radikale aktiviert. Mit zunehmendem Lebensalter steigt das Risiko für vaskuläre (die Blutgefäße betreffend) Erkrankungen, gleichzeitig nimmt die antioxidative Kapazität des Körpers ab. Diesbezüglich könnte sich ein Zusammenhang abzeichnen. Ein Ungleichgewicht zwischen der Belastung mit freien Radikalen und der Entlastung durch Antioxidantien birgt die Gefahr für die Entstehung von Krankheiten. Menschen, die einem Übermaß an Stress ausgesetzt sind, produzieren vermehrt freie Radikale und sind damit einer gesteigerten Aktivität des Faktors NF-kappa-B ausgesetzt.

Stress, Krebs und die Rolle der Telomere

Das Wort Krebs löst in mir Unbehagen aus. Es hat etwas Düsteres, etwas Unausweichliches an sich. Auch als Arzt findet man nur schwer die richtigen Worte, um die furchtbare Nachricht einer Krebserkrankung erträglich zu machen, sie dabei nicht zu verharmlosen, aber trotzdem Hoffnung leben zu lassen.

Jeder dritte Mensch bekommt Krebs und jeder vierte verstirbt daran. Krebserkrankungen gehören zu den häufigsten Gesundheitsbedrohungen der Menschheit und belegen hinter Herz-Kreislauf-Erkrankungen den Platz Nummer 2 in der Liste der zu erwartenden Todesursachen.

Die Frage, warum Menschen an Krebs erkranken, kann in vielen Fällen bis heute nicht im Detail beantwortet werden. Höchstwahrscheinlich sind es sehr viele Faktoren, die dafür verantwortlich sind. Unbestritten ist dabei die Bedeutung des Lebensstils. Fehlernährung, Übergewicht, mangelnde Bewegung, Nikotin- und Alkoholabusus erhöhen das Risiko für Krebserkrankungen dramatisch. Traumatisierende Ereignisse, die stets mit einer großen Stressbelastung einhergehen, sind oft für den Ausbruch einer bösartigen Erkrankung verantwortlich.

Krebs entsteht durch Schäden an unserer DNA, die in der Mehrheit der Fälle durch freie Radikale verursacht werden. Eine Schlüsselrolle im Rahmen von bösartigen Erkrankungen nehmen die Telomere ein. Diese entsprechen den Enden unserer Chromosomen. Das Enzym Telomerase kontrolliert die Telomerenlänge, indem es

Telomere verkürzt beziehungsweise abbaut, wodurch eine Zelle in den natürlichen Untergang geleitet wird. Seine Aktivität spielt eine entscheidende Rolle bei der Reifung von Stammzellen, beim Altern und bei der Entstehung von Krebserkrankungen. In 85–90 % aller Krebszellen ist die Telomerase blockiert, was die Voraussetzung zu unendlichem Zellwachstum darstellt. Diese Blockade verhindert den natürlichen Zelltod von Krebszellen und bedingt ihr aggressiv fortschreitendes Wachstum.

Katrin Hoffmeyer und ihre Wissenschaftsgruppe vom Max Planck Institute of Immunobiology and Epigenetics aus Freiburg haben herausgefunden, dass dem Wnt/β-Catenin-Signalweg in diesem Zusammenhang eine besondere Bedeutung beizumessen ist. Dabei handelt es sich um einen Signalweg, durch den Zellen auf äußere Signale reagieren und der sich positiv auf die Telomerenlänge auszuwirken scheint. Eine Erkenntnis, die uns beim Lösen des Rätsels um die Entstehung von Krebserkrankungen wieder ein Stückchen vorwärtsbringt, für unseren Lebensalltag aber noch ohne Konsequenzen bleibt.

Mitochondriale Stressbelastung und die Rolle der freien Radikale

Der limitierende Faktor unseres Lebens ist die Belastung mit freien Radikalen, den sogenannten „reactive oxygen species" (ROS). Dabei handelt es sich um kleine, aggressive Moleküle, denen ein Elektron fehlt. Normalerweise sind Elektronen immer paarweise angeordnet. Ein Molekül, dem ein Elektron fehlt, ist aggressiv in dem Bestreben, einem anderen Molekül ein Elektron zu entreißen. Durch das Entreißen von Elektronen bilden sich wieder neue freie Radikale. Die dabei entstehende Kettenreaktion kann durch sogenannte Antioxidantien, das sind Gegenspieler der freien Radikale, durchbrochen werden.

Jeder Mensch trägt freie Radikale in sich. Sie müssen prinzipiell auch nicht als krankhaft angesehen werden. Übersteigt die Anzahl der freien Radikale jedoch die für uns bewältigbare Toleranzgrenze, so müssen wir aufgrund dieser Belastung, sofern sie dauerhaft vorhanden ist, mit gesundheitlichen Konsequenzen rechnen.

Freie Radikale entstehen bei chronischer Stressbelastung – damit ist jedoch nicht Alltagsstress gemeint, sondern ein *physiologischer* Stress (auch oxidativer Stress), der den Körper auf molekularer Ebene belastet. Auslöser dafür ist Rauchen oder die regelmäßige Einnahme von Medikamenten. Werden wir Handystrahlen, Umweltgiften wie Abgasen und Schwermetallen oder einem hohen Ausmaß an Sonnenstrahlen ausgesetzt, so führt auch dies zu einer vermehrten Entstehung von ROS. Selbiges passiert beim Verzehr von fetten und ungesunden Speisen wie Frittiertem, Gebackenem oder Paniertem und auch bei übermäßigem Alkoholkonsum. Selbst extreme körperliche Beanspruchung führt zu einem vermehrten Auftreten freier Radikale im Körper.

Wasserstoffperoxid ist ein besonders aggressives Radikal, das in unserem Körper durch das Enzym Katalase in seine harmlosen Bestandteile Wasser und Sauerstoff zerlegt wird. Mit zunehmendem Alter sinkt die Katalase-Konzentration und dieser Reinigungsprozess lässt nach. So wird im Alter Wasserstoffperoxid zunehmend schlechter abgebaut.

Antioxidantien sind unsere engsten Verbündeten, wenn es um den Erhalt unserer Gesundheit geht. Sie fungieren als Elektronendonatoren. Durch diese Eigenschaft entschärfen sie freie Radikale und durchbrechen deren Kettenreaktion, die in weiterer Folge zur Entstehung einer Krankheit führen könnte. Dazu zählen Entzündungen unterschiedlicher Art, Krebserkrankungen, Krankheiten des Herz-Kreislauf-Systems, häufige Infekte und diverse Stoffwechselerkrankungen. Auch Alterserscheinungen wie etwa Veränderungen der Haut, der Haare oder des Bindegewebes, Energie- und Kraftlosigkeit, chronische Müdigkeit und Burn-out-Syndrom zählen zu den möglichen Folgen einer Überbeanspruchung mit freien Radikalen.

Aus diesem Grund sollte unser tägliches Bestreben darin liegen, unseren Körper bestmöglich mit Antioxidantien zu versorgen. Diese stehen uns als Vitamine, Spurenelemente, Mineralstoffe, Enzyme und sekundäre Pflanzenstoffe zur Verfügung. Große Mengen dieser sogenannten Vitalstoffe finden wir in Obst und Gemüse.

Dies ist auch einer der Gründe für eine der wichtigsten Botschaften, die ich gerne in diesem Buch vermitteln möchte: Gemüse darf nicht mehr nur als Beilage angesehen werden. Gemüse sollte den Hauptbestandteil unseres Essens ausmachen und Fleisch oder Fisch sollten zur Beilage werden!

Das Herzstück der Zelle – unsere Mitochondrien

Mitochondrien sind hochdynamische Zellorganellen (kleine Bestandteile des Zellinneren), die man mit Zellkraftwerken vergleichen könnte. Sie sind die zentrale Stelle unserer Energieproduktion (ATP-Produktion) und für gesundes Altern von großer Bedeutung.

Der Großteil der reactive oxygen species (ROS) entsteht innerhalb der Mitochondrien durch oxidative Phosphorylierung und bei der ATP-Produktion. Die am häufigsten anzutreffenden ROS sind Superoxid- und Hydrogen-Peroxide.

Obwohl die wissenschaftlichen Daten zu diesem Thema nach wie vor kontrovers diskutiert werden, lässt sich heute behaupten, dass eine Verminderung der Belastung durch freie Radikale die Lebenserwartung generell verbessern und das Risiko für Herz-Kreislauf-Erkrankungen reduzieren kann.

Mit dem Lebensalter nimmt die Entstehung freier Radikale zu. Gleichzeitig nehmen der Elektronentransport und die mitochondriale Entgiftungskapazität ständig ab, was wiederum zu einem Anstieg der ROS-Belastung führt. Diese sukzessive Mehrbelastung führt zwangsläufig zu einer Verschlechterung der Stoffwechsellage. In Tierversuchen wurde die gesundheitliche Bedeutung der im Alter steigenden mitochondrialen ROS-Produktion schon oft nachgewiesen. So zeigt sich in einem Experiment an Mäusen, dass die Mutation des *p66Shc*-Gens zu einer Verminderung der ROS-Produktion, einer Abnahme des ROS-induzierten Zelluntergangs und dadurch zur Lebensverlängerung führt. p66Shc ist ein mitochondriales Redoxenzym, das durch den Verbrauch von Elektronen aus der Atmungskette zur Bildung freier Radikale führt.

Der adrenale Signalweg – die Nebenniere

Ein weiterer Mechanismus, über den sich körperlicher oder psychischer Stress negativ auf unsere Gesundheit auswirkt, wird durch den sogenannten adrenalen Signalweg vermittelt. Erhöhte Stressbelastung ruft eine gesteigerte Ausschüttung von Katecholaminen hervor, das sind Stresshormone, die in der Nebenniere produziert werden. Ein erhöhter Spiegel dieser Katecholamine führt zu einer Steigerung der Herzfrequenz, einer massiven Beanspruchung der Herzmuskelwand, einer Erhöhung des Blutdrucks und durch die Aktivierung des Systems β-adrenerger Rezeptoren zu einer gesteigerten Belastung der Mitochondrien mit freien Radikalen.

Die Mitochondrien und das Altern

Ein hohes Lebensalter ist einer der größten Risikofaktoren für Herz-Kreislauf-Erkrankungen. Altersspezifische Erkrankungen wie Herzinfarkte, Schlaganfälle, eine Verschlechterung der peripheren und zentralen Durchblutung verbunden mit einer Abnahme der kognitiven Leistungsfähigkeit nehmen insbesondere ab dem 65. Lebensjahr stark zu.

Wie diverse Tierversuche bestätigten, ist die Mitochondrien-Gesundheit für die Lebenserwartung und das Altern des kardiovaskulären Systems von zentraler Bedeutung. Den größten Risikofaktor für eine Störung der Mitochondrienfunktion stellt oxidativer Stress dar, da es dabei zu einer massiven Produktion freier Radikale kommt.

Eine zentrale Rolle scheint dabei der Austausch zwischen den Mitochondrien und der zellulären Signalübermittlung zu spielen. Die Kommunikation zwischen Mitochondrien und Zellkern stellt für zahlreiche Stoffwechselprozesse eine essenzielle Voraussetzung dar und ist Thema zahlreicher Untersuchungen von Altersforschern.

Beim Alterungsprozess kommt der mitochondrialen Dysfunktion elementare Bedeutung zu. Sie ist eine Folge natürlicher altersabhängiger Veränderungen der Mitochondrien, die zu einer Verschlechterung zahlreicher Stoffwechselprozesse führen und mit allen altersassoziierten Erkrankungen in engem Zusammenhang stehen.

Aufgrund der Sonderstellung, die Mitochondrien im Hinblick auf das Altern und die Allgemeingesundheit einnehmen, sollte die mitochondriale Verjüngung und die Verminderung der oxidativen Stressbelastung Hauptziel unserer persönlichen Well-Aging-Stratgien sein. Hierfür stellt bereits jede Art der körperlichen Betätigung eine sinnvolle Maßnahme dar. Weitere Möglichkeiten, die Funktionalität unserer Zellkraftwerke zu bewahren, bieten der gezielte Einsatz antioxidativer Substanzen und die Restriktion von Kalorien. Auf diese beiden Optionen gehe ich später genauer ein.

Der störungsanfällige Mitochondrienhaushalt

Die mit zunehmendem Alter häufiger auftretende mitochondriale Dysfunktion führt zu Störungen im Zellstoffwechsel, zu oxidativem Stress, und damit zu einem noch rascheren Fortschreiten des Alterungsprozesses. Im Rahmen dieser Dysregulation gehen viele Zellen zugrunde. Um den gesunden Gesamtzustand des Körpers zu erhalten oder wiederherzustellen, sollte beschädigtes und verändertes Zellmaterial möglichst rasch beseitigt werden. Die Autophagie dient der Beseitigung solchen „Zellschutts" und erfolgt durch spezielle Abwehrzellen, die sogenannten Fresszellen. Die Effizienz dieses Regulations- und Schutzmechanismus nimmt mit dem Lebensalter ebenso ab. So kommt es zu einer Anhäufung geschädigter Mitochondrien in den Herz- und Blutgefäßzellen.

Unser Körper scheint auf das drohende allgemeine Energiedefizit nicht unvorbereitet zu sein und reagiert mit einer kompensatorischen Steigerung der Mitochondrien-Biogenese. Dieser Kompensationsmechanismus kann aber durch eine altersbedingte Abnahme der Bioverfügbarkeit von Stickoxid (NO) gestört sein, was zu nachhaltigen Problemen im Mitochondrien- und Energiehaushalt des Körpers führen kann. Dieses Bild zeigt sich häufig im hohen Lebensalter.

Speziell unsere Blutgefäße sind vom mitochondrialen Alterungsprozess betroffen. Charakteristische Alterszeichen der Gefäße zeigen sich in erster Linie an den Gefäßinnenwänden. Die innere „Beschichtung", auch Endothel genannt, weist im höheren Lebensalter oftmals Funktionsstörungen auf. So eine Störung nennt man endotheliale Dysfunktion. Sie kann in weiterer Folge zur Entstehung von Herz-Kreislauf-Erkrankungen führen. Hier kommt oft erschwerend hinzu, dass freie Radikale geschädigte Mitochondrien verlassen können und so die gesteigerte Ausschüttung von Entzündungsmediatoren, den sogenannten Zytokinen, auslösen. Dies kann zu einer chronischen Entzündung der Blutgefäße führen. Dadurch wird der Untergang von Zellen beschleunigt, was eine deutliche Verschlechterung der kardialen Situation nach sich zieht. Darüber hinaus nimmt auch die Elastizität der Blutgefäße im Alter stark ab.

Die Zellen der Gefäße, die das zentrale Nervensystem versorgen, besitzen besonders viele Mitochondrien. Eine altersabhängige Fehlfunktion der Mitochondrien führt deswegen zwangsläufig zu einer Beeinträchtigung der Blut-Hirn-Schranke. Damit steigt die Gefahr zerebraler Durchblutungsstörungen und neuroinflammatorischer Prozesse.

Die Gesundheit des Gehirns und damit auch unseres Geistes leidet somit massiv unter der Belastung mit freien Radikalen.

All diese altersrelevanten Veränderungen stehen in engem Zusammenhang mit der signifikanten Abnahme des sehr wertvollen Antioxidans Glutathion. Fehlt unserem Körper reduziertes Glutathion, kommt es zur Dysregulation antioxidativer Abwehrmechanismen und zu einer Funktionsstörung in der Elektronentransportkette.

Auch die im Alter häufig vorkommende Hyperhomocysteinämie, der Überschuss an Homocystein im Blut, oder ein Diabetes mellitus stellen bedeutende Risikofaktoren für eine vermehrte Belastung mit ROS dar.

Nicht zuletzt spielen hormonelle Veränderungen wie der altersbedingte Abfall der körpereigenen Wachstumshormon-Produktion eine schwerwiegende Rolle in der Entstehung von oxidativem Stress.

Wir müssen unsere Mitochondrien schützen

Eine der grundlegenden Maßnahmen, dem fortschreitenden Funktionsverlust unserer Mitochondrien entgegenzuwirken, ist Bewegung. Zahlreiche wissenschaftliche Arbeiten bestätigen, dass vermehrte körperliche Betätigung für den Erhalt der Mitochondrienfunktion und damit für die Gesundheit unserer Organe von entscheidender Bedeutung ist. Ja, es stimmt also wirklich: Sport hält gesund und jung!

Das Wachstumshormon und sein Mediator IGF-1

Das Wachstumshormon (growth hormone, GH) ist eines der interessantesten und wichtigsten Hormone des menschlichen Organismus. IGF-1 steht für „Insulin-like growth factor 1" und entspricht dem repräsentativen Marker der körpereigenen Wachstumshormonproduktion.

Wissenschaftliche Studien bestätigen die Zusammenhänge zwischen abnehmenden IGF-1- und somit GH-Blutwerten und der Zunahme altersbedingter Herzerkrankungen und der Allgemeinsterblichkeit. Eine mögliche Erklärung dafür könnte in dem fehlenden Schutzmechanismus liegen, den das IGF-1 normalerweise auf die Mitochondrien ausübt. Bei In-vitro-Versuchen führte eine Behandlung von Herzmuskel- und Gefäßendothelzellen mit IGF-1 zu einer Abnahme von Superoxid-Radikalen. Ein GH-Mangel hingegen resultierte in einer vermehrten Produktion von freien Radikalen.

Aktuelle Erkenntnisse weisen darauf hin, dass eine Behandlung mit Wachstumshormon bei bestehendem Mangel protektive Effekte für das Herz mit sich bringen kann.

Über die Wirkungen und Gesundheitsaspekte von Hormonen werde ich im weiteren Verlauf des Buches noch ausführlich berichten.

Therapeutische Strategien zur Verbesserung der Mitochondrienfunktion im Alter

Eine Vielzahl an Mikronährstoffen ist für ihre außerordentlichen gesundheitlichen Wirkungen bekannt. Antioxidative Substanzen wie das Coenzym Q10 und die α-Liponsäure wirken dabei speziell auf die Mitochondrien.

Auch die Aminosäuren L-Tyrosin und L-Arginin sind in der Lage, freie Sauerstoffradikale zu entschärfen. Bei L-Tyrosin handelt es sich um eine nicht-essenzielle Aminosäure, die auch als Vorläufermolekül zahlreicher Botenstoffe dient. In der Natur ist sie in tierischen Produkten wie Fisch, Fleisch, Eiern, diversen Milchprodukten und Nüssen enthalten.

Weitere Untersuchungen weisen darauf hin, dass L-Tyrosin bei Depressionen, der Parkinson-Krankheit, bei Alzheimer, Muskelschwäche, Herz-Kreislauf-Erkrankungen und Insulinresistenz positive Wirkungen entfalten kann.

Glutathion, Glucose-6-Phosphat-Dehydrogenase (G6PD) und NADPH

Glutathion kommt in nahezu allen menschlichen Zellen vor und gilt als überaus potenter Radikalfänger. Als Bestandteil antioxidativer Enzyme wie der Glutathion-Peroxidase reduziert es aggressive Oxidantien in unserem Körper. Zu den bekanntesten Vertretern der Oxidantien gehören Sauerstoff- und Hydroxyl-Radikale oder Wasserstoffperoxid. Auch Medikamente oder deren Stoffwechselprodukte können radikalisch agieren und so zur Belastung für unsere Gesundheit werden.

Seine antioxidative Wirkung besitzt Glutathion nur in seiner reduzierten Form. Das Enzym Glutathion-Reduktase wandelt oxidiertes Glutathion (ohne antioxidative Wirkung) in reduziertes Glutathion um. Dieser Vorgang verbraucht NADPH (Nicotinamid-Adenin-Dinukleotid-Phosphat), das dabei seinerseits in die oxidierte Form $NADP^+$ umgewandelt wird. $NADP^+$ wird daraufhin vom Enzym G6PD wieder zu NADPH „recycelt". NADPH ist daher für die

Regeneration von Glutathion von entscheidender Bedeutung. Eine eingeschränkte G6PD-Aktivität, verursacht etwa durch Veränderungen im *G6PD*-Gen, führt somit zu einer Anhäufung von NADP$^+$ und einem Mangel an NADPH – mit Konsequenzen für den gesamten Glutathionstoffwechsel.

In der Bilanz ist das Zusammenspiel zwischen Glutathion, G6PD und NADPH von entscheidender Bedeutung für die Aufrechterhaltung der antioxidativen Kapazität des menschlichen Körpers. Bei einer Funktionsstörung von nur einer der drei Komponenten kann es zur Schädigung von Zellen, insbesondere der Zellmembranen, und nachfolgend auch zum Zelluntergang kommen.

Resveratrol

Dabei handelt es sich um einen sehr bekannten und gut untersuchten Pflanzenstoff, der besonders durch seine ausgeprägte Schutzwirkung vor kardiovaskulären Erkrankungen beeindruckt. Man kennt ihn als Inhaltsstoff von Weintrauben.

Bereits 1978 hat ein gewisser Dr. Renaud aus der französischen Stadt Nancy begonnen, sich für die gesundheitlichen Wirkungen des Rotweins zu interessieren. Er untersuchte dafür 36.000 gesunde Männer hinsichtlich ihres Alkoholkonsums. Dabei kam er zu einem erstaunlichen Ergebnis. Männer, die durchschnittlich zwei Gläser Wein pro Tag tranken, hatten im Vergleich zu den Abstinenten ein bis zu 50 % niedrigeres Risiko für koronare Herzerkrankungen. Heute geht man davon aus, dass dieses Phänomen dem sekundären Pflanzenstoff Resveratrol zuzuschreiben ist.

In Städten, in denen die Lebenserwartung überdurchschnittlich hoch liegt, findet man in den Weinen auch einen sehr hohen Gehalt an Resveratrol. Zu diesen Gebieten zählen der französische Südwesten, wo die Tannat-Traube vorherrscht, und die italienische Insel Sardinien.

Kann man demnach so weit gehen, zu behaupten, dass ein Verzicht auf Wein eigentlich als „Gesundheitsrisiko" anzusehen ist? Nun, da es neben dem Herz-Kreislauf-System auch noch zahlreiche andere wichtige Organe gibt, denen regelmäßiger Alkoholkonsum sehr wohl schaden kann, wäre diese Behauptung doch einigermaßen überzogen. Trotzdem weist dieses Thema – nicht nur für mich – eine gewisse Brisanz auf.

Auch beim Konsum von Alkohol, genauer gesagt Rotwein, scheint – ebenso wie beim Essen und bei der Bewegung – das Ausmaß entscheidend zu sein. Es geht also auch hier darum, die richtige Balance zu finden. Die Frage nach der richtigen Menge ist aber problematisch. Erstens kann der Mensch nur begrenzte Mengen an Resveratrol aufnehmen, zweitens sollten wir unseren Alkoholkonsum selbstverständlich limitieren. Vorbehaltlose Verzehrsempfehlungen kann ich deswegen auch bei Rotwein nicht aussprechen. Aus diesem Grund sollten wir beim Konsum von Wein primär den Genuss in den Vordergrund stellen.

Sehen wir uns aber noch ein wenig genauer an, was Rotwein beziehungsweise die darin enthaltenden Pflanzenstoffe wie Resveratrol bewirken. Die Wissenschaft offenbart uns hierzu einige interessante Erkenntnisse:

- Die moderate Zufuhr von Rotwein, und damit sind ein bis zwei Achtel pro Tag gemeint, kann zu einer Steigerung des „guten" HDL-Cholesterins und zur Abnahme des Blutdruckes führen.
- Weiters reduziert Resveratrol die Oxidation des „schlechten" LDL-Cholesterins, was mit einem verminderten Risiko für Atherosklerose verbunden ist.
- Ebenso werden Wein entzündungshemmende und antithrombotische Wirkungen nachgesagt.
- Resveratrol scheint imstande, durch die Blockade von Hormonrezeptoren regulativ in den Hormonhaushalt einzugreifen und durch Einleitung der Apoptose (Zelltod) gegen die Entstehung von Krebszellen zu wirken.
- Aktuelle Daten legen nahe, dass dieser Pflanzenstoff auch zum Schutz vor neurodegenerativen Erkrankungen und dem metabolischen Syndrom geeignet und ein Verbündeter im Kampf gegen den Alterungsprozess ist.
- Im Körper wird Resveratrol durch ein Enzym in Piceatannol umgewandelt. Auch diesem werden wahre Wunderwirkungen nachgesagt.

- Wissenschaftler der Universität von Cleveland haben entdeckt, dass durch die Zufuhr des Pflanzenstoffes Pterostilben, der auch in Weintrauben und Heidelbeeren enthalten ist, die Marker für zellulären Stress, Entzündungen und Alzheimer positiv beeinflusst werden.

- Zahlreiche Studien weisen darauf hin, dass Resveratrol seine Wirkung entfaltet, indem es spezielle Eiweiß-Enzyme, die Sirtuine (SIRT), aktiviert. Durch die Aktivierung der Faktoren SIRT1 und Nrf2 – über diese beiden Faktoren erfahren Sie später noch etwas mehr – bildet Resveratrol eine wichtige Stütze unseres Antioxidantien-Haushalts.

- AMPK (AMP-activated protein kinase) ist ein weiterer Schlüsselfaktor, der als einer der Hauptregulatoren den Mitochondrienstoffwechsel und auch den Schutz der Mitochondrien durch Antioxidantien steuert. AMPK erhöht ebenso die Aktivität von SIRT1 und wird selbst durch Polyphenole wie Resveratrol aktiviert. Einen weiteren AMPK-Aktivator stellt das bekannte Diabetiker-Medikament Metformin dar. Rezente wissenschaftliche Daten lassen vermuten, dass Metformin nicht nur den Insulin- und Kohlenhydratstoffwechsel reguliert, sondern auch das Risiko und die Mortalität von Krebserkrankungen reduzieren kann. Metformin nun pauschal als „Gesundheitsmedikament" zu verordnen, wäre jedoch unseriös und ist wissenschaftlich nicht haltbar. Dennoch liefert diese Erkenntnis neue Hinweise und unterstreicht abermals die Bedeutung des Insulin- und Kohlenhydrathaushaltes in Bezug auf unsere Gesundheit.

Vitamin K

Vitamin K gehört zur Gruppe der fettlöslichen Vitamine und war bisher vor allem für seine Rolle im Rahmen der Blutgerinnung und des Knochenstoffwechsels bekannt.

In seiner Eigenschaft als membrangebundener Elektronenträger könnte Vitamin K_2 laut neuester Erkenntnisse auch bei der Behandlung von Mitochondrienerkrankungen wie Parkinson oder der amyotrophen Lateralsklerose (ALS) eine Rolle spielen. Die Wissenschaftsgruppe um die Belgierin Melissa Vos hat in einem Experiment entdeckt, dass Vitamin K_2 notwendig ist, um den Elektronentransfer in den Mitochondrien von Fruchtfliegen (Drosophila) zu gewährleisten. Durch Gabe von Vitamin K_2 ließ sich in diesem Versuch eine mitochondriale Dysfunktion beheben. Ein überaus interessanter Aspekt, dessen vollständige Klärung aber jedenfalls noch weiterführende Studien erfordert.

Mit dem richtigen Lebensstil senken Sie Ihr Krebsrisiko!

Bewegung und Schlanksein senken Entzündungsparameter

In unserem Körper finden laufend entzündliche Veränderungen statt. Da sich diese in den meisten Fällen auf rein biochemischer Ebene in der Tiefe unseres Körpers abspielen, sind sie für uns nicht immer erkennbar. Diese stillen, von uns unbemerkten Entzündungsprozesse werden „Silent Inflammations" genannt.

Aufgrund der Brisanz dieser Thematik und seiner gesundheitlichen Bedeutung widmen sich mittlerweile zahlreiche Forscher diesem Wissenschaftsfeld. Diese Silent Inflammations scheinen nämlich den Beginn und die Ursache zahlreicher Erkrankungen darzustellen. Dazu zählen unter anderem auch die Atherosklerose, also die Bildung von Gefäßverkalkungen, sowie Krebserkrankungen.

Dr. Cornelia Ulrich vom Deutschen Krebsforschungszentrum in Heidelberg, zugleich auch Direktorin des Nationalen Zentrums für Tumorerkrankungen und Leiterin der Abteilung für Präventive Onkologie hat sich mit diesem Thema besonders intensiv beschäftigt. Ihre jüngsten Studien liefern erstaunliche Erkenntnisse:

Probanden, die lediglich ihre tägliche Kalorienaufnahme reduzierten oder diese Maßnahme mit Sport kombinierten, konnten ihre Entzündungswerte im Blut um mehr als ein Drittel senken! Allein weniger zu essen, führte zu einer deutlichen Verbesserung der metabolischen Situation. Bewegung erwies sich als nützlich, führte aber nicht zu besseren Ergebnissen. Das bedeutet, mit vergleichsweise ganz einfachen Maßnahmen, die jedem Menschen zur Verfügung stehen, können Effekte erzielt werden, wie sie sonst nur durch Einnahme entzündungshemmender Medikamente möglich sind.

Der bekannte Wirkstoff Acetylsalicylsäure (ASS), der seinen Einsatz ursprünglich als Schmerzmittel und Schutz vor Herz-Kreislauf-Erkrankungen fand, wird zurzeit gerne mit dem Titel „Anti-Krebs-Wundermittel" versehen. Untersuchungen haben ergeben, dass die Einnahme von ASS, die ebenso über entzündungshemmende Wirkung verfügt, das Risiko für Krebserkrankungen bei den Probanden deutlich senkte. Aufgrund möglicher unerwünschter Nebenwirkungen muss die Einnahme dieses Medikaments aber stets sorgfältig abgewogen und kann keinesfalls jedem empfohlen werden.

Experten sind davon überzeugt, dass etwa 90 % aller Krebserkrankungen auf einen ungesunden Lebensstil und etwa 25 % davon auf Übergewicht und Bewegungsmangel zurückzuführen sind! Gesichert ist die Datenlage bei Brust-, Darm-, Speiseröhren- und Gebärmutterschleimhautkrebs. Der ätiologische Hintergrund ist jedoch höchst komplex und nach wie vor mit vielen Unklarheiten verbunden.

Der hier besprochene „chronisch entzündliche Zustand des Fettgewebes" – da sind sich die Wissenschaftler einig – gewinnt zunehmend an Bedeutung und gilt als einer der Hauptverdächtigen im Rahmen der Entstehung bösartiger Erkrankungen. Zahlreiche Entzündungszellen im Fettgewebe geben entzündungsfördernde Botenstoffe ab, die eine Krebsentstehung begünstigen können.

In einer randomisierten Studie wurden 439 fettleibige und übergewichtige Frauen mit einem durchschnittlichen Körperfettanteil von knapp 50 % untersucht. Sie wurden in vier Gruppen eingeteilt: „Diät", „Sport", die Kombination aus „Diät und Sport" und die Kontrollgruppe, die nichts an ihrem Lebensstil veränderte. Zur Überprüfung von Veränderungen wurden verschiedene Laborparameter analysiert. Hierzu wurden der Entzündungsbotenstoff Interleukin (IL-6), der Entzündungsmarker CRP (C-reaktives Protein), die Entzündungszellen (Leukozyten) sowie die Abwehrzellen (neutrophile Granulozyten) bestimmt.

Das Ergebnis ist erstaunlich und vielversprechend zugleich: Je mehr Gewicht die Probanden verloren hatten, desto deutlicher waren auch die Entzündungswerte gesunken. Die Verringerung dieser Werte lag dabei im Bereich von 40 bis 50 %. Die Gewichtsabnahme betrug im Mittel 10 % des Körpergewichts. Das Ergebnis war eindeutig im Vergleich zur Kontrollgruppe.

Auffallend war, dass Sport alleine nicht ausreichte, um die Entzündungswerte positiv zu beeinflussen. Für diesen Effekt war allein die Gewichtsabnahme entscheidend!

„Das Ergebnis beweist, dass sich bereits verhältnismäßig moderate Abnehmerfolge von 5 bis 10 % des Körpergewichts drastisch auf krebsfördernde Faktoren im Körper auswirken", so das Resümee der Studienleiterin.

Chronischer Stress begünstigt die Entstehung zahlreicher Erkrankungen. Zu diesen gehören unter anderem Krebs- und Herz-Kreislauf-Erkrankungen. Stress wird von vielen Menschen als emotionale und körperliche Belastung empfunden. Diese kann an unserem Körper sowohl äußerliche Spuren hinterlassen als auch auf zellulärer Ebene zu Folgeschäden führen. Wegen ihrer ausgeprägten Stoffwechselaktivität sind die Mitochondrien, also die Kraftwerke unserer Zellen, hiervon besonders betroffen. Durch Stress entstehen in unserem Körper freie Radikale in großem Ausmaß. Diese führen zu Zellschäden und schüren Entzündungsprozesse in unserem Körper. Zusätzlich kann diese chronische Belastung zu Störungen im Enzym- und Hormonhaushalt führen, was die gesundheitliche Gesamtsituation nochmals verschlechtert. Um die Balance zwischen Be- und Entlastung zu beeinflussen, stehen uns zahlreiche Antioxidantien wie das Glutathion oder der sekundäre Pflanzenstoff Resveratrol zur Verfügung. Auch dem Lebensstil muss beim Umgang mit Stress eine bedeutende Rolle beigemessen werden. Durch ein bewusstes Verhalten können wir stressresistenter werden und auf diese Weise unsere Gesundheit schützen.

Unser **Körper –** machen Sie eine **gute Figur!**

Schlank sein ist wichtig! Nicht nur wegen der Optik, sondern vor allem für unsere Gesundheit! Ab heute werden wir weniger und gesünder essen und uns mehr bewegen! Auf den folgenden Seiten zeige ich Ihnen, worauf Sie achten müssen.

Das böse Fett! Und was ist mit Zucker?

Im Grunde sind es zwei Dinge, die uns das Leben im wahrsten Sinne des Wortes „schwer machen". Tierische Fette und einfacher Zucker. Diese beiden erfolgreich zu meiden, ist in der heutigen Zeit gar nicht so einfach. Umso wichtiger wäre es aber für unsere Gesundheit.

Die Zuckerindustrie hat eine starke Lobby, die Jahresumsätze in Milliardenhöhe erzielt. Die Voraussetzung dafür ist, dass enorme Mengen an Zucker gekauft und konsumiert werden müssen. Deswegen finden wir Zucker auch in so vielen Lebensmitteln, die eigentlich gar keinen Zucker nötig hätten und in denen wir auch keinen erwarten würden. Aber Hauptsache, der Rubel rollt. Und wir rollen bald mit.

Die populärmedizinischen Medien stürzen sich seit Jahren nahezu ausschließlich auf die bösen Fette. Das hat auch seine Berechtigung, denn wir essen viel zu fettreich – und Fett kann tatsächlich fett machen. Welche Gefahren für unsere Gesundheit in den Unmengen an Zucker lauern, die wir täglich konsumieren, geht dabei aber vollkommen unter. Bitte verstehen Sie mich nicht falsch. Die dringliche Empfehlung, den Verzehr tierischer Fette, sprich gesättigter Fettsäuren, zu reduzieren, ist richtig und unanfechtbar. Diese schlechten Fette stecken in sehr vielen Lebensmitteln. Große Mengen finden wir in Fleisch und Wurstwaren, in fetthaltigen Milchprodukten wie Käse oder Schlagsahne, in Innereien oder Süßem. Nachdem Fett über die größte Energiedichte verfügt, führt eine fettreiche Ernährung in vielen Fällen zu Übergewicht mit all seinen gesundheitlichen Folgen. Zusätzlich ist der vermehrte Konsum von gesättigten Fettsäuren mit einem erhöhten Risiko für Herz-Kreislauf- und Krebserkrankungen verbunden. Das kann man gar nicht oft genug wiederholen. Trotzdem widersprechen einige Menschen dieser Empfehlung in dem Glauben und aus der Überzeugung, dass Fette für uns unverzichtbar seien. Das ist auch richtig. Der Mensch braucht Fette, um gesund zu bleiben. Das Entscheidende dabei ist und bleibt jedoch die Menge und die Art der Fette, die wir zu uns nehmen. Eine Unterversorgung mit Fetten braucht in den Industrieländern jedenfalls niemand zu befürchten. Die Lebensmittelindustrie lässt uns da sicher nicht hängen und sorgt für ausreichend Angebot und Nachschub. Beachtliche Mengen, teilweise auch versteckter Fette, verbergen sich in einer Vielzahl an Lebensmitteln, von denen wir es gar nicht glauben. Doch das gilt mindestens im gleichen Ausmaß auch für Zucker!

Deswegen lautet eine meiner Kernbotschaften: Zucker, in zu großen Mengen zugeführt, ist mindestens so ungesund wie tierisches Fett. Und daran gibt es nichts schönzureden!

Zucker genießt meines Erachtens, absurderweise und vollkommen ungerechtfertigt, einen viel zu guten Ruf. Befürworter argumentieren, dass Zucker etwas Natürliches sei. Man hätte Zucker bereits vor Tausenden von Jahren zum Konservieren von Lebensmitteln verwendet. Richtig. Wir dürfen dabei nur nicht vergessen, dass wir vor Tausenden von Jahren ganz anders gelebt und uns viel mehr bewegt haben.

Was die Situation weiter verschlimmert, ist die Tatsache, dass der Zuckerverbrauch pro Kopf nicht weniger wird, sondern Jahr für Jahr ansteigt. Dadurch wird dieses „Lebensmittel" zusehends zur ernsthaften Bedrohung für unsere Gesundheit. Und da sich der übermäßige Konsum von Zucker zudem dramatisch auf den Alterungsprozess auswirkt, bekommt er von mir den Titel „Super-Ager" verliehen.

Damit Sie besser verstehen, was ich meine, habe ich eine kleine Aufgabe für Sie: Nehmen Sie sich bitte bei Ihrem nächsten Einkauf im Supermarkt die Zeit, sich bei allen Produkten, die in Ihrem Einkaufswagen landen, das Etikett mit den Inhaltsstoffen anzusehen. Dabei kann Ihnen zwar einerseits die Lust aufs Essen vergehen, andererseits werden Sie erkennen, wie vielen Produkten Zucker beigesetzt ist. Darunter sind viele, in denen man niemals Zucker vermutet hätte. Und falls Sie Wert auf gesunde Ernährung legen, seien Sie gewarnt, denn es werden viele Ihrer Lieblingsprodukte betroffen sein!

Speziell als Vater beginne ich zu verzweifeln, wenn ich Produkte zur Hand nehme, die für Kinder besonders wertvoll sein sollen! Unter anderem findet sich da ein Früchtetee speziell für Kinder, der doch tatsächlich 376 g Zucker pro 400 g Teepulver enthält. Das entspricht einem Zuckergehalt von 94 %! 100 g Zucker entsprechen in etwa 33 Stück Würfelzucker. Nun stellen Sie sich doch bitte mal rund 120 Stück Würfelzucker vor, die in den Magen Ihres Kindes wandern. Nicht auszudenken! Und das bei Früchtetee, der bekannterweise eigentlich gar keinen Extra-Zucker enthalten müsste. Ist das nicht unfassbar? Fürsorgliche Mütter gehen einkaufen und wollen dabei für ihre Kinder nur das Allerbeste. Weil sie es nicht besser wissen können und den Herstellern vertrauen, kommen sie mit Zucker- und Kalorienbomben nach Hause.

Eine unmittelbare Folge davon ist, dass Kinder, die es schon früh gewohnt sind, stark gezuckerte Getränke zu bekommen, höchstwahrscheinlich nie mehr ungezuckerten Tee trinken wollen.

In einem Artikel des *British Medical Journal* wird Zucker bezüglich seines Gesundheitsrisikos sogar mit Tabakkonsum gleichgestellt und als „harte Droge" eingestuft. Und die Zahl derer, die tatsächlich nicht mehr davon lassen können, ist beträchtlich.

Faktum ist, dass in Deutschland rund 16 Millionen, in Österreich knapp 900.000 Menschen adipös sind. An dieser Zahl gibt es einfach nichts schönzureden und Zucker ist einer der Mitverursacher.

Da es nicht darum geht, Zucker gänzlich von unserem Speiseplan zu tilgen, stellt sich die Frage: Wie viel Zucker ist denn nun eigentlich *zu viel* Zucker?

Laut World Health Organisation (WHO) wäre ein Tageskonsum in der Höhe von 60 g Zucker vertretbar. Man sollte dabei aber nicht vergessen, dass Zucker in seinen verschiedenen Formen in sehr vielen, wenn nicht fast allen Lebensmitteln enthalten ist. Wann immer wir Brot, Nudeln, Reis, Kartoffeln, Teigwaren oder auch Obst essen, beliefern wir unseren Körper mit Kohlenhydraten, also Zucker. Von einer Notwendigkeit, Zucker in Form von Haushalts-, Trauben- oder Fruchtzucker gesondert zuzuführen, kann also wirklich keine Rede sein. Wer Zucker im Kaffee mag, ab und zu gerne etwas Süßes isst oder Fruchtsäften und Limonaden nicht abgeneigt ist, der sollte ernsthaft darüber nachdenken, die Zufuhr aller „übrigen" Kohlenhydrate in Form der „Klassiker" (Brot, Reis, Nudeln etc.) einzuschränken oder auch ganz wegzulassen. Viel besser wäre es allerdings, die Sache umgekehrt anzugehen: Kohlenhydrate sollten immer in ihrer natürlichsten und dabei komplexen Form genossen werden! Süßes, Limonaden und raffinierter Zucker sollten Ausnahmen darstellen!

Offenbar scheint Zucker auf uns wie eine Art Droge zu wirken, auf die wir nicht verzichten können und von der wir unbedingt immer mehr konsumieren wollen. Der Psychologieprofessor Bart Hoebel von der renommierten Princeton Universität stellte in einem Tierversuch fest, dass bei Ratten, die man über mehrere Wochen mit großen Mengen Zucker gefüttert hatte, die Anzahl der Opioid-Rezeptoren im Gehirn angestiegen war. Als man den Ratten den Zucker entzog, reagierten sie mit klassischen Entzugserscheinungen wie bei einem Drogenentzug.

Übermäßiger Zuckerkonsum resultiert in vielen Fällen in krankhaftem Übergewicht. Eine der häufigsten Zivilisationskrankheiten, die aus einer Störung des Zuckerhaushaltes resultiert, ist Diabetes. In den meisten Fällen verschulden Typ-2-Diabetiker ihre Erkrankung selbst. Sie ist das Ergebnis jahrelanger Missachtung eines gesunden Lebensstils. Es gibt nur wenige Erkrankungen, die die Lebensqualität des Patienten dermaßen einschränken, wie das beim Diabetes der Fall ist. Die WHO geht davon aus, dass die Zahl der Todesfälle, die auf die Zuckerkrankheit zurückzuführen ist, sich in den Jahren von 2005 bis 2030 verdoppeln wird.

Meine Empfehlung lautet daher: Genießen Sie Vollkornprodukte und komplexe Kohlenhydrate nach Lust und Laune, aber reduzieren Sie den Konsum einfacher Zuckerarten auf ein Minimum!

Restriktion von Kalorien – weniger ist mehr

Kalorische Restriktion (engl. caloric restriction, CR) ist die Bezeichnung für eine Ernährungsmaßnahme, bei der man seine tägliche Kalorienaufnahme um mindestens 30 % und maximal 50 % reduziert.

Dies gelingt durch den Verzicht auf einen Teil der üblicherweise zugeführten Nahrungsmenge oder aber – und das ist meine persönliche Strategie – durch die gezielte Auswahl kalorienarmer Lebensmittel. Wir müssen also nicht unbedingt weniger essen, sondern nur weniger Kalorien zuführen. Das schaffen wir, indem wir uns überwiegend von Gemüse, frischen Salaten, Obst, magerem Fleisch und magerem Fisch ernähren. Eine Unterernährung oder Mangelversorgung mit wichtigen Nährstoffen muss dabei stets ausgeschlossen werden!

Geschichtliches

Der Venezianer Luigi Cornaro (1467–1565) gilt als Gründervater der Kalorienrestriktion. Im ehrenwerten Alter von 83 Jahren veröffentlichte er seine Autobiografie „Discorsi della vita sobria", was übersetzt in etwa „Vom maßvollen Leben" bedeutet. In diesem lehrreichen Traktat berichtet er von der strengen Diät, die er zeit seines Lebens befolgte und auf die er sein hohes Lebensalter und seine Gesundheit zurückführte. Cornaro ernährte sich nach eigenen Angaben ausschließlich nach gesundheitlichen Aspekten und nahm stets gerade nur so viel zu sich, wie er zum Überleben brauchte.

Der Mechanismus

Die Ursachen dafür, warum man das Leben durch kalorische Restriktion verlängern kann, sind noch nicht geklärt. Es gibt Hinweise, dass die verminderte Nahrungsaufnahme den oxidativen Stress reduziert und sich dadurch das *primäre* Altern verzögert. Unter der primären Alterung versteht man den natürlichen Alterungsprozess von Zellen und Organen – ohne Zutun jeglicher Krankheiten. Diese definiert die maximale Lebensspanne und ist als unvermeidliche Alterung anzusehen. Das *sekundäre* Altern ist vermeidbar und wird durch äußere Faktoren wie Erkrankungen, Umweltfaktoren, den Lebensstil und körperliche Aktivität bestimmt.

Stimmt diese Theorie – und darauf weisen bereits viele Studien hin –, ermöglicht CR durch eine Reihe gesundheitsfördernder Wirkungen, das Altern zu verzögern und die maximale Lebenserwartung zu erhöhen.

Wider Erwarten versetzt diese empfehlenswerte Maßnahme unseren Körper in eine Art „Stresszustand". Dabei handelt es sich – und das ist das Entscheidende – nur um einen leichten physiologischen Stress. In diesem Zustand leistet der Körper automatisch einen gewissen Mehraufwand, um sich bei optimaler Gesundheit zu halten.

Ein anderer Erklärungsansatz besagt, dass eine langfristige Nahrungsreduktion den Stoffwechsel „umprogrammiert", was mit Umstellungen in der Genexpression einhergeht. Bei Mäusen unter kalorischer Restriktion werden Gene, die beim Energiestoffwechsel eine Rolle spielen, überexprimiert und über 50 entzündungsfördernde Gene herunterreguliert.

Läuft der Stoffwechsel generell langsamer, hat dies auf den Organismus eine schonende Wirkung. Je weniger Zellteilungen stattfinden, desto länger halten die Telomer-Reserven. Auch zellschädigende Oxidationsprozesse nehmen ab. Aus Forschungsergebnissen zur Alterung der Zellen lassen sich wertvolle Erkenntnisse darüber ableiten, wie sich die Funktionen unseres Körpers und damit unsere Gesundheit über eine richtige Ernährung positiv beeinflussen lässt.

Unzählige Experimente mit Modell-Organismen wie Nagetieren, Fadenwürmern oder Fruchtfliegen haben gezeigt, dass die Einschränkung der täglichen Energiemenge die Lebensdauer um bis zu 100 % erhöhen, also verdoppeln, kann!

Die Auswirkung auf die Lebenserwartung

Die erstmalige Erwähnung eines lebensverlängernden Effekts durch Kalorienrestriktion geht auf die Wissenschaftler Clive Maine McCay und Mary F. Crowell zurück. Im Jahr 1934 berichteten sie von ihren Tierversuchen an der Cornell University, bei denen sie Ratten einer langfristigen Reduktion der Nahrungsmenge aussetzten – ohne jedoch eine gesundheitsgefährdende Unterversorgung zu riskieren. Die Gruppe von Tieren, die um ein Drittel weniger Nahrung erhielten als die gewöhnlich ernährte Vergleichsgruppe, zeigte eine um 50 % erhöhte Lebenserwartung.

Seither wurden ähnliche Versuche mit den unterschiedlichsten Spezies und unter verschiedensten Versuchsbedingungen durchgeführt. Dabei ließ sich oftmals nicht nur die mittlere, sondern auch die maximale Lebensdauer erhöhen, während die Häufigkeit altersassoziierter Erkrankungen sank.

Diese Wirkung von CR ist wohl auch darauf zurückzuführen, dass dabei die Produktion spezieller Langlebigkeits-Enzyme, der Sirtuine, angeregt wird. Die gesteigerte Expression der Sirtuine SIRT1 und SIRT3 dient dem Schutz der Mitochondrien. Dies belegen Tierversuche, bei denen Mäuse, die über diese Sirtuine nicht verfügen, schneller altern.

Auch der Zeitpunkt, an dem mit einer Kalorienrestriktion begonnen wird, scheint von Bedeutung zu sein. Experimente weisen darauf hin, dass ältere Lebewesen davon nur mehr begrenzt profitieren, ja vielleicht sogar Schaden nehmen.

Im Jahr 2009 veröffentlichte das berühmte *Science Journal* eine über 20 Jahre andauernde Studie, die eindrucksvoll bestätigte, dass CR das Altern verlangsamt und die Lebensdauer verlängert. Dabei wurden Rhesus-Makaken-Affen des Wisconsin National Primate Research Center untersucht. 50 % der Affen, die sich normal ernährt hatten, waren nach 20 Jahren verstorben. In der CR-Gruppe waren zu diesem Zeitpunkt hingegen noch 80 % am Leben. Zudem war die

Verminderung altersbezogener Erkrankungen wie Diabetes, Krebs und Herz-Kreislauf-Erkrankungen signifikant und auch die altersbedingte Abnahme der Gehirnmasse weniger stark ausgeprägt.

Effekte beim Menschen

Ob Menschen, die sich einer dauerhaften Kalorienrestriktion unterziehen, im Vergleich zu schlanken Erwachsenen mit einem gewöhnlichen Ernährungsverhalten ein längeres Leben erwarten dürfen, ist aus wissenschaftlicher Sicht nicht erwiesen. Einige andere Effekte gelten aber auch für den Menschen als bewiesen:

- Die bei Tieren beobachteten metabolischen und hormonellen Auswirkungen der Kalorienrestriktion, wie erniedrigte Körpertemperatur, verringerte Stoffwechselrate und reduzierte oxidative Stressbelastung, ließen sich auch bei Menschen nachweisen
- Ebenso gilt als gesichert, dass eine langfristige Kalorienrestriktion eine wirksame Maßnahme darstellt, um Diabetes mellitus Typ 2, Bluthochdruck und Atherosklerose vorzubeugen. Diese Erkrankungen stellen die Hauptursachen für Morbidität, Behinderungen und Mortalität beim Menschen dar.
- Ein weiterer bekannter gesundheitsfördernder Effekt, der durch Reduktion der Tageskalorien ausgelöst wird, ist die Aktivierung des Transkriptionsfaktor Nrf2 (NF-E2-related factor 2). Nrf2 ist Teil eines Abwehrmechanismus des Körpers, der zu einer vermehrten Produktion von Antioxidantien führt. Sobald die Nrf2-Aktivität mit dem Alter nachlässt oder es aus anderen Ursachen zu einer Störung kommt, kann dies eine vermehrte Belastung durch freie Radikale (ROS) und eine verminderte Immunlage nach sich ziehen.

Obwohl ein lebensverlängernder Effekt der kalorischen Restriktion für uns Menschen nicht vollends bewiesen ist, spricht aber auch nichts dagegen, dass dieser Mechanismus sehr wohl funktioniert. Konsequente Vertreter dieses Ernährungsstils haben berechtigten Grund zu hoffen, für ihre Disziplin mit einem langen, gesunden Leben belohnt zu werden.

In jedem Fall steht außer Frage, dass Übergewicht und Fettleibigkeit zu einer Verkürzung der mittleren und maximalen Lebenserwartung führen. Ebenso wissen wir, dass wir alle viel zu viel essen, was einer der Hauptgründe ist, warum wir Menschen immer dicker werden. Wem die Idee der Kalorienreduktion zusagt und diese für sich umsetzen möchte, muss keinesfalls auf bestimmte Tagesmahlzeiten verzichten! Es darf und soll bis zu drei Mal täglich gegessen werden. Ab und an auf die Abendmahlzeit zu verzichten, würde uns allen sicher guttun, stellt aber keine Voraussetzung für ein optimales Ernährungsverhalten dar.

Es gilt somit lediglich, darauf zu achten, Nahrungsmittel, die sehr viele Kalorien beinhalten, möglichst selten zu essen und unseren Magen stattdessen mit Lebensmitteln zu füllen, die wenig Energie, dafür aber viele Ballaststoffe liefern. So werden wir satt und sparen gleichzeitig Kalorien ein. Auf diese Art und Weise gelingt Kalorienrestriktion auch ein Leben lang.

Bereits durch den vorübergehenden Verzicht auf Nahrung werden unsere Zellen in einen besonders „intelligenten" Ruhestand versetzt. Aus diesem Grund ist es für uns alle äußerst empfehlenswert, Zwischenmahlzeiten zu meiden und das Abendessen so früh wie möglich anzusetzen. Der mit diesem Ruhestand verbundene geringere Energieverbrauch setzt zudem Reparaturmaßnahmen in unserem Körper in Gang.

Wenig essen hält das Herz gesund

Wie eine zunehmende Anzahl von Studien verdeutlicht, vermag die Reduktion der täglich zugeführten Kalorienmenge – neben positiven Auswirkungen auf die Allgemeingesundheit und den Einfluss auf den Alterungsprozess – speziell das Herz zu schützen. Die involvierten Wirkmechanismen sind auch hier ausgesprochen vielfältig und reichen von einer Normalisierung der mitochondrialen Biogenese, die ja im höheren Lebensalter abnimmt, über die Verringerung der Produktion schädlicher freier Radikale bis zur Unterdrückung von „Altersfaktoren" wie dem NF-kappa-B.

- Durch die Einschränkung der zugeführten Energie steht dem Organismus deutlich mehr Stickoxid (NO) zur Verfügung. Dadurch kommt es zu einer Aktivitätssteigerung des Enzyms NO-Synthase, was über eine Kette an Stoffwechselreaktionen zu einer verbesserten Durchblutung führt.
- Adiponectin ist ein hilfreicher Laborparameter zur Einschätzung des Risikos von Herz-Kreislauf-Erkrankungen. Unter Kalorienrestriktion zeigt sich eine deutliche Verbesserung der Adiponectin-Werte.
- Die Fähigkeit unseres Herzens, seine Schlagfrequenz an die unterschiedlichsten Anforderungen wie etwa im Schlaf, bei Stress oder körperlichen Anstrengungen anzupassen, ist für unseren Organismus überaus wichtig. Die Herzfrequenzrate nimmt generell mit dem Alter ab, da das Herz-Kreislauf-System an Flexibilität verliert. Damit verringert sich auch die Herzfrequenzvariabilität, was mit einem erhöhten Risiko für Herzerkrankungen einhergeht. Laut einer in der Zeitschrift *Aging Cell* 2012 veröffentlichten Arbeit haben Menschen, die über längere Zeit weniger Kalorien zu sich nehmen, eine deutlich bessere Herzfrequenzvariabilität vorzuweisen. Da man von der Herzfrequenzvariabilität auf den Zustand des autonomen Nervensystems rückschließen kann, das auch an der Verdauung, der Atemfrequenz und vielen anderen Vorgängen beteiligt ist, kann man davon ausgehen, dass in der Folge auch andere Körperfunktionen profitieren.

Risiken der Kalorienrestriktion beim Menschen

In den USA ist CR als spezieller Lebensstil weiter verbreitet als bei uns und gilt als vielversprechende Maßnahme für ein langes Leben. Während die in den 1990er-Jahren gegründete „Calorie Restriction Society" sich bis heute einer wachsenden Zahl an Mitgliedern erfreut, warnen Skeptiker und Kritiker immer wieder vor Essstörungen, die im Rahmen der Kalorienrestriktion entstehen könnten. Untersuchungen belegen aber, dass CR nicht mit einem vermehrten Auftreten von Anorexie oder Bulimie verbunden ist, sondern ihre psychologischen Effekte eher positiv einzuschätzen sind.

Die Harnsäure – ein wichtiger Parameter für die Gesundheit und Repräsentant des Lebensstils

Im Rahmen einer Vorsorgeuntersuchung werden unter anderem auch verschiedenste lebensstilrelevante Laborparameter bestimmt. Ein besonders wichtiger unter diesen Parametern ist die Harnsäure (Urat). Erhöhte Harnsäurewerte können auf ein schlechtes Ernährungsverhalten oder übermäßigen Alkoholkonsum hinweisen und gehen mit einem gesteigerten Risiko für eine Gichterkrankung einher. Die Prävalenz der Gicht liegt bei Männern deutlich über der bei Frauen und steigt mit dem zunehmenden Alter an.

Die Hyperurikämie, so die medizinische Bezeichnung des Harnsäureüberschusses im Blut, nimmt weltweit zu. Mögliche Ursachen dafür liegen im zunehmendem Wohlstand und dem damit häufig verbundenen falschen Lebensstil.

Harnsäure stellt das Endprodukt des endogenen und diätetischen Purinstoffwechsels dar. Sie entsteht hauptsächlich in der Leber und zu einem kleineren Teil im Dünndarm. Zwei Drittel der Harnsäure werden über die Nieren, ein Drittel über den Magen-Darm-Trakt ausgeschieden. Die gängigste Ursache für erhöhte Harnsäurewerte ist der Konsum von Alkohol und Fruchtzucker (Fructose). Daneben sind auch genetische Faktoren von Bedeutung. Interessanterweise scheint die Quantität des Alkoholkonsums eine eher untergeordnete Rolle zu spielen. Gemäßigter Weinkonsum führt nicht zwangsläufig zu erhöhten Werten. Beim Bier verhält es sich jedoch ganz anders! Bier ist reich an Purinen und stellt somit – auch in kleineren Mengen – einen Risikofaktor für Gichterkrankungen dar.

Die Harnsäurewerte verändern sich generell mit dem Alter und steigen bei Frauen in der Menopause an. Dies steht mit diversen hormonellen Veränderungen und einer geringeren Uratausscheidung in Zusammenhang.

Wer unter hohen Harnsäurewerten leidet, sollte eine Reihe von Lebensmitteln meiden. Dazu gehören unter anderem Fleischwaren, Innereien, Meeresfrüchte, Sardinen, Sardellen, Heringe, Krustentiere und Miesmuscheln. Den gegenteiligen Effekt haben Milchprodukte. Kein erhöhtes Gichtrisiko zeigt sich bei purinreichen Nahrungsmitteln wie Erbsen, Linsen, Bohnen, Pilzen, Spinat, Spargel, Schwarzwurzeln, Kohl oder Karfiol (Blumenkohl).

Eine extrem fettreiche Kost bewirkt ebenso wie Hungern und strenges Fasten eine verminderte Harnsäureausscheidung, die zu einem Anstieg der Uratkonzentration im Blut führt.

Untersuchungen zeigen auch, dass vermehrter Kaffeekonsum, der aus ernährungsmedizinischer Sicht nicht empfehlenswert ist, vor Gicht schützen kann. Vitamin C, das in vielen Lebensmitteln enthalten ist, wirkt ebenso protektiv.

Indirekte Zusammenhänge scheint es auch zwischen dem Hormon Insulin und einer verminderten Ausscheidung von Harnsäure über die Nieren zu geben. So kann eine Störung im Kohlenhydratstoffwechsel (Insulinresistenz) mit erhöhten Uratwerten vergesellschaftet sein.

Die Hyperurikämie geht häufig einer Entwicklung von Adipositas oder einer Störung des Insulinstoffwechsels voraus. Auch Herz-Kreislauf-Erkrankungen sind oft mit erhöhten Harnsäurewerten verbunden. Laut wissenschaftlicher Erkenntnisse stellt die Hyperurikämie einen unabhängigen Risikofaktor für die Entwicklung von Bluthochdruck dar! Dabei spielt möglicherweise ein direkter Effekt auf die Blutgefäße eine Rolle. Daten, die diesen Zusammenhang eindeutig belegen können, sind allerdings noch ausständig.

Übergewicht, Störungen der Blutfette, Alkoholkonsum und Bluthochdruck hängen sehr oft zusammen – eine frühzeitige und ausreichende Behandlung ist außerordentlich wichtig. Die Grundvoraussetzung für gesunde Blutwerte ist dabei das Erreichen des Normalgewichts! Dabei ist es entscheidend, das Körpergewicht langsam zu reduzieren, da ein plötzlich erhöhtes Angebot an freien Fettsäuren, das bei rascher Gewichtsabnahme auftritt, die Ausscheidung der Harnsäure hemmen würde.

Fasst man die hier gesammelten Faktoren zusammen, lässt sich festhalten: Der Schlüssel zum Erfolg liegt in einer bewussten, kalorien-, purin- und alkoholreduzierten Lebensweise.

Ohne Sport geht gar nichts!

Wer sich zu wenig bewegt, riskiert seine Gesundheit. Das muss uns klar sein. Doch zu oft bleibt es nur beim Ringen um den ersten Schritt. Sich körperlich zu betätigen, erfordert Überwindung. Der innere Schweinehund ist ein mächtiger Feind. Wir sind um keine Ausrede verlegen und finden immer gute Gründe, warum es auch dieses Mal mit dem Sport leider wieder nicht geklappt hat. Jeder macht irgendwann die schmerzliche Erfahrung, dass tatsächlich „aller (Neu-)Anfang schwer ist". Glauben Sie mir, auch ich hab das am eigenen Leib erfahren. Beim Essen tun sich viele ein wenig leichter. Denn sich zwischen einer gesunden und einer weniger gesunden Speise für die bessere Variante zu entscheiden, geht in den meisten Fällen mit wenig Aufwand einher. Jedoch unsere Komfortzone zu verlassen und aktiv zu werden, fällt uns schwer. Aber genau das müssen wir schaffen! Dabei müssen wir keineswegs allesamt zu Marathonläufern „mutieren". Es geht um moderate, regelmäßige körperliche Betätigungen. Aktivitäten, die Spaß machen, die sich gut anfühlen und Appetit auf mehr machen.

Da ich selber mit viel Begeisterung Sport betreibe und unter anderem Sportmediziner bin, beziehe ich Bewegung immer in mein Gesamt-Beratungskonzept mit ein. Nicht selten versuchen junge Menschen sodann, mit mir über das Ausmaß ihres Sportprogrammes zu verhandeln. Da versucht beispielsweise so manche junge Patientin schon mal, mir auf charmante Art und Weise ihr „Spazierengehen" als sportliche Betätigung zu verkaufen. Keine Frage, Spazierengehen ist gut – für einen 25-jährigen Menschen aber keinesfalls eine Aktivität, die das Herz-Kreislauf-System trainieren und der Gesundheit Schutz bieten kann. Denn das ist der springende Punkt, wenn ich von Sport spreche: Es geht um den Erhalt unserer Gesundheit und Mobilität!

Auch wenn ich Spazierengehen, sofern das die einzige körperliche Betätigung eines jungen Menschen darstellt, für unzureichend halte, so haben US-Forscher vom nationalen Krebsinstitut in Bethesda diesbezüglich doch etwas Erfreuliches zu berichten. Sie analysierten die Daten aus sechs Studien mit insgesamt mehr als 650.000 Menschen zwischen 21 und 90 Jahren. Dabei kam heraus, dass Menschen, die wöchentlich 75 Minuten zügig gehen, ihre Lebenserwartung um 1,8 Jahre steigern können. 1,8 Jahre durch Spazierengehen! Ist das nicht fantastisch?

Inaktive, übergewichtige Menschen starben laut dieser Analyse um durchschnittlich 7,2 Jahre früher als schlanke, aktive Menschen. So unerfreulich diese Zahlen sind, auch sie bestätigen meine grundlegende Well-Aging-Philosophie: Wer in den Genuss eines langen, gesunden Lebens kommen möchte, sollte schlank und aktiv bleiben!

Was ist wichtiger, die Ernährung oder die Bewegung?

Wer abnehmen will, sollte sich auf die Ernährung konzentrieren. Wer gesund bleiben will, der sollte sich regelmäßig bewegen. Aus meiner nun über 10-jährigen Berufserfahrung schätze ich das konkrete Verhältnis folgendermaßen ein: Geht es um die Figur, so entfallen 70 % an Relevanz auf die Ernährung und 30 % auf die Bewegung. Das bedeutet, dass unser Ernährungsverhalten beim Abnehmen eine wichtigere Rolle spielt als die Bewegung. Für den Erhalt unserer Gesundheit kehrt sich dieses Verhältnis zugunsten der Bewegung um. Im Idealfall achten wir natürlich auf beides!

Nicht wenige meiner Patienten kommen zu mir, um meine Hilfe in Anspruch zu nehmen, weil es ihnen auf eigene Faust nicht gelingt abzunehmen. Die Betroffenen berichten dabei häufig, sie würden trotz eines intensiven Sportprogramms kein Körperfett verlieren. Dieses scheinbar rätselhafte Phänomen tritt meistens auf, wenn Menschen der Ernährung zu wenig Beachtung schenken. Wer auf seine Ernährung achtet, nimmt ab. Wer zusätzlich Sport betreibt, nimmt schneller ab und bleibt gesund.

Die Möglichkeiten, Sport zu betreiben, sind keinesfalls auf das Laufen beschränkt. Wir sollten etwas finden, das uns fordert und uns Spaß macht. Nur so kann Sport Bestandteil unseres Lebens werden. Nur so werden wir lernen, Bewegung zu genießen! Mit Sicherheit lässt sich für jeden etwas finden, das hinsichtlich der Intensität irgendwo zwischen Spazierengehen und Marathonlaufen liegt. Dabei ist nicht maßgeblich, ob Sie lieber schwimmen, Fahrrad fahren oder doch gerne durch den Park laufen wollen. Machen müssen Sie es!

Was hierbei noch Erwähnung finden sollte, ist die Tatsache, dass Krafttraining und Ausdauertraining sportmedizinisch und gesundheitlich gesehen gleich wichtig sind. Wir sollten beides betreiben. Trainingseinheiten, bei denen durch Widerstandsübungen mit Gewichten die Muskulatur stimuliert wird, stabilisieren nicht nur unseren Halteapparat, sondern verbessern nachweislich sämtliche Stoffwechselprozesse unseres Körpers.

Durch Sport können wir Enzyme und Hormone „tunen" und selbst dazu beitragen, dass wir mit siebzig noch genauso gesund und fit sind wie mit vierzig. Je älter wir werden, desto größer wird die Bedeutung des Sports für unsere Gesundheit. Vergessen wir auch nicht, welch wichtige Rolle die sportliche Grundlage spielt, die im Kindes- und Jugendalter geschaffen wird! Wer früh beginnt, hat es später wesentlich leichter. Aus diesem Grund ist es auch so wichtig, dass sich unsere Kinder ausreichend bewegen!

Auf die Frage nach dem sinnvollen Ausmaß körperlicher Betätigung gibt es eine konkrete Antwort: Da die Intensität und der Energieverbrauch von Mensch zu Mensch und je nach Sportart variieren, ist man davon abgekommen, eine gewisse Stundenanzahl zu empfehlen. Stattdessen gilt: Idealerweise betreiben wir pro Woche so viel Sport, dass wir 2.500 kcal zusätzlich verbrennen. Diesen Richtwert kann man durch eine grobe Kalkulation folgendermaßen übertragen: Treiben Sie jeden zweiten Tag eine Stunde Sport. Achten Sie darauf, dass Sie dabei ins Schwitzen geraten und sich dennoch nach der Bewegung besser fühlen als zuvor. Regenerationstage sind gleich wichtig wie Aktiveinheiten. Übertreiben Sie es am Anfang nicht.

Extremsportarten und Hochleistungsbewerbe können Otto Normalverbraucher weder aus sportmedizinischer Sicht noch aus gesundheitlicher und schon gar nicht aus der Well-Aging-Sicht empfohlen werden. Extreme körperliche Beanspruchung führt unweigerlich zur Belastung mit freien Radikalen. Auch bei der Bewegung gilt es daher, das passende Maß zu finden und eine natürliche Balance herzustellen.

Die 3 goldenen Ernährungsregeln

Wer nicht darauf aus ist, seine Ernährung umfassend zu optimieren, jedoch an seinem Essverhalten und seiner Figur sofort etwas verändern und verbessern will, dem möchte ich meine drei wichtigsten Regeln ans Herz legen:

1. Keine Zwischenmahlzeiten

Wenn wir unsere Verdauungsorgane permanent beanspruchen, führt das früher oder später zu Problemen. Auch unser Magen-Darm-Trakt braucht Ruhephasen. Aus diesem Grund sollten wir ihn regelmäßig schonen. Am besten ist es, sich auf die drei Hauptmahlzeiten Frühstück, Mittagessen und Abendmahl zu beschränken. Wer auf jegliche Form von Kalorien zwischendurch verzichtet, verringert nicht nur die Energiezufuhr, sondern aktiviert Stoffwechselprozesse, die uns dabei helfen, schlank und gesund zu bleiben. Aufgrund des länger anhaltenden Abfalls des Blutzuckerspiegels werden Hormone und Neurotransmitter freigesetzt, die Zellen dazu anregen, gespeichertes Fett abzugeben. Belastende Blutzuckerschwankungen bleiben aus und der Insulinspiegel bleibt niedrig, was ebenso zu einer günstigen Stoffwechsellage beiträgt.

2. Keine Kohlenhydrate am Abend

Der Verzicht auf Brot, Nudeln, Reis, Teigwaren, Kartoffeln und Süßigkeiten am Abend erlaubt es uns, hormonelle Regulationsmechanismen zu optimieren. Zusätzlich lassen Verdauungsbeschwerden nach, das Bauchgefühl verbessert sich, die Schlafqualität nimmt zu und das Gewicht nimmt ab.

3. Kohlenhydrate nicht mit Fetten kombinieren

Gelangen Kohlenhydrate in unseren Körper, kommt es zur Ausschüttung des Hormons Insulin. Dieses senkt einerseits den Blutzuckerspiegel und wirkt andererseits anabol. Das bedeutet, dass Insulin immer bestrebt ist, Körpersubstanz zu erhalten. Es sorgt dafür, dass zugeführte Nahrungskomponenten wie Zucker, Aminosäuren und Fettsäuren möglichst schnell deponiert werden. Verfügbares Fett wird dabei besonders zügig in Fettzellen gebunkert. Wer eine kohlenhydratreiche Mahlzeit zu sich nimmt, sollte demnach darauf achten, zugleich so wenig Fett wie möglich zu verzehren.

Die Ernährung spielt für unsere Gesundheit eine ganz große Rolle. Dabei ist es nicht nur wichtig, darauf zu achten, was wir essen, sondern auch, wie viel wir essen. Wer schlank ist, fühlt sich wohler in seiner Haut und hat zugleich die besten Voraussetzungen, gesund zu bleiben. Die „Restriktion von Kalorien" stellt eine Maßnahme dar, die der Figur förderlich und mit zahlreichen gesundheitlichen Effekten verbunden ist. Eine Vielzahl an Studien belegt, dass eine Reduktion der zugeführten Tageskalorienmenge auch auf biochemischer Ebene Wirkungen zeigt, die für das Erreichen eines hohen Lebensalters hilfreich sein können. Aus diesem Grund sollten wir bewusst darauf achten, dass wir überwiegend Lebensmittel verzehren, die uns einerseits satt machen, deren Energiedichte andererseits aber in einem begrenzten Rahmen bleibt. Hierfür bietet sich Gemüse besonders gut an. Es vereint das Gesunde mit dem Niederkalorischen wie keine andere Lebensmittelgruppe.

Gene
und
andere Faktoren

Natürlich machen unsere Gene nur eine Zutat im Rezept für ein langes Leben aus. Wer sein Übergewicht alleinig den „schlechten Voraussetzungen" durch das elterliche Erbgut in die Schuhe schieben will, wird weder Verständnis noch Mitleid ernten.

Zu welchen Anteilen die Erbanlagen unser gesundheitliches Schicksal mitbestimmen, ist bis heute noch unklar. Im höheren Lebensalter scheinen unsere Gene jedenfalls an Bedeutung zuzunehmen. Ein gesunder Lebensstil, eine bewusste Ernährung, regelmäßige körperliche Betätigung und ein sicheres soziales Umfeld sind mindestens so wichtig wie ein gesundes Erbgut.

Der Einfluss der Gene

Erbanlagen, die die Chance auf ein langes und gesundes Dasein begünstigen, werden Longevity Genes genannt. Das Aufspüren dieser Gene ist für die Wissenschaft schon lange von großem Interesse und die Anzahl der bereits identifizierten Longevity Genes wächst stetig an.

Auch wenn ein Individuum über viele dieser Gene verfügt, ist das aber noch lange kein Garant für Gesundheit oder das Erreichen eines hohen Lebensalters.

Entscheidend ist, ob der Träger solcher Gene davon auch wirklich „Gebrauch macht" oder seine Chance leichtfertig verspielt.

Vereinfacht können die komplizierten Abläufe folgendermaßen beschrieben werden: Gene können sozusagen an- und abgeschaltet werden. Die Aktivität der Gene wird über eine Vielzahl von Mechanismen gesteuert und kontrolliert. Dahinter stecken höchst komplexe Signalübertragungen. Ist ein Gen aktiv, also eingeschaltet, wird es *exprimiert*. Das bedeutet, das zu diesem Gen gehörige „Genprodukt" wird hergestellt. Genprodukte, die im Körper bestimmte biochemische Funktionen erfüllen, nennt man auch Enzyme. Die dadurch ausgelösten Reaktionen können verschiedenste Veränderungen in unserem Körper zur Folge haben.

Longevity Genes

In Bezug auf die Lebenserwartung scheint das Gen *APOE* besonders interessant zu sein. Aus zahlreichen Untersuchungen ist bekannt, dass *APOE* mit einem erhöhten Risiko für koronare Herzerkrankungen und die Alzheimerkrankheit verbunden ist. Die besondere Aufmerksamkeit, die dieses Gen auf sich zieht, beruht auf der Tatsache, dass die Variante *APOE4* bei Hundertjährigen um 50 % seltener zu finden ist. Die Abwesenheit von *APOE4* scheint also einen gesundheitlichen Vorteil zu bringen.

In den vergangenen Jahren rückten viele weitere Kandidaten für Longevity Genes in den Mittelpunkt des wissenschaftlichen Interesses. Dazu zählen unter anderem das *FOXO3A* und das Humanin. Beide stehen in engem Zusammenhang mit dem Insulinhaushalt und scheinen einen bedeutenden Einfluss auf die Lebenserwartung zu haben. Bei Humanin handelt es sich um ein Eiweißmolekül, das eine zellschützende Wirkung aufweist und aus den Mitochondrien stammt. Ursprünglich kannte man es im Rahmen der Alzheimererkrankung als „Rescue-Faktor" für neuronale Zellen. Mittlerweile hat man aber festgestellt, dass es auch im Gefäßsystem eine Rolle spielt. Forscher entdeckten in Versuchen an Mäusen, dass Humanin die Apoptose (den natürlichen Zelluntergang) am Gefäßendothel unterdrücken und das Fortschreiten von atherosklerotischen Veränderungen reduzieren kann. Damit kommt Humanin eine bedeutende präventive Funktion zu. Man weiß auch, dass die Expression von Humanin mit zunehmendem Lebensalter abnimmt. Dies könnte mitunter ein Grund für das im Alter zunehmende Risiko für kardiovaskuläre Erkrankungen sein.

Der Wissenschaftler Nir Barzilai vom Albert Einstein College of Medicine der Yeshiva University in New York hat eine Studie mit mehreren Hundertjährigen durchgeführt. Dabei untersuchte er unter anderem das „cholesteryl ester transfer protein" (CETP). Wie sich dabei herausstellte, ist CETP mit einem langen Leben, einem gesunden Herz, einem verminderten Risiko für kognitive Leistungseinbußen im Alter und einem reduzierten Auftreten der Alzheimererkrankung verbunden. Zudem kann die Aktivität dieses Gens durch hohe Werte des „guten" HDL-Cholesterins positiv beeinflusst werden. Die besten Möglichkeiten, die HDL-Werte zu verbessern, bieten regelmäßige körperliche Betätigung, der Konsum von grünem Tee und die Zufuhr von Omega-3-Fettsäuren oder Nikotinsäure.

Britische Wissenschaftler haben in Experimenten mit Würmern herausgefunden, dass eine höhere Aktivität eines Gens namens *Daf-16* mit einem längeren Leben, einer erhöhten Stressresistenz und einer verbesserten Immunlage verbunden ist. Da *Daf-16* dem *FOXO*-Gen im Menschen sehr ähnlich ist, dürfte Letzteres für den menschlichen Organismus eine vergleichbare Bedeutung haben.

Im Laufe der letzten Jahrzehnte wurden sehr viele Untersuchungen angestellt, um die Veränderungen der Genexpressionen während des Alterns zu verstehen. Der Transkriptionsfaktor Nf-kappa-B scheint dabei eine Sonderstellung einzunehmen. Eine Wissenschaftsgruppe der Medizinischen Fakultät der Universität Stanford publizierte 2008 dazu im Journal *Cell Cycle* ihre Erkenntnisse. In Versuchen an Mäusen konnten die Forscher zeigen, dass die Blockade dieses Transkriptionsfaktors zu einer Umkehr der Alterungszeichen führte. Dieser vielversprechende Effekt war allerdings nur von kurzer Dauer.

Sirtuine, das Fasten und der mTOR-Rezeptor

Bei den Sirtuinen, die in einem vorangehenden Kapitel bereits erwähnt wurden, handelt es sich um Enzyme, die bei zahlreichen Alterungsvorgängen in menschlichen Zellen eine große Rolle spielen. Ihr Name leitet sich vom Gen *Sir2* ab, dessen Genvariante *Sir2.1* beim Fadenwurm *Caenorhabditis elegans* unter Kalorienrestriktion vermehrt aktiviert und exprimiert wird. Auch die Aktivität der menschlichen Sirtuine kann unter anderem durch Fasten gesteigert werden. Je größer die Aktivität der Enzyme, desto mehr profitiert unsere Gesundheit davon. Sirtuinen wird eine Bedeutung bei vielen Erkrankungen beigemessen. Zu diesen zählen unter anderem der Morbus Alzheimer, der Diabetes oder auch die Adipositas.

Dem Enzym Sirtuin-1 (SIRT-1) kommt dabei offenbar eine besondere Rolle zu. Seine Produktion nimmt in Zellen restriktiv ernährter Organismen stark zu. Zugleich geht die Expression des mTOR-Rezeptors (Mammalian Target of Rapamycin) zurück.

mTOR ist ein weiteres wichtiges Enzym, das der Signalvermittlung dient und mit dem Alterungsprozess in Zusammenhang steht. Dies zeigte sich erstmals in Versuchen mit Mäusen, in denen die Verabreichung von Rapamycin, einem Immunsuppressivum, das den mTOR-Rezeptor blockiert, zu einer signifikanten Erhöhung der Lebenserwartung führte.

Die Restriktion der Kalorienzufuhr kann mTOR positiv beeinflussen. Die daraus resultierende Verlangsamung diverser Stoffwechsel- und Alterungsprozesse wird als lebensverlängernde Maßnahme angesehen.

Wissenschaftler des Institute of Healthy Ageing in London konnten bestätigen, dass mTOR beim Altern eine bedeutende Rolle spielt. Seine Beeinflussung führte bei Fruchtfliegen zu einer verlängerten Lebensdauer und einer Verbesserung der Herzleistung.

Der Krebskiller und die Anstandsdame

Das Gen *p53* spielt eine bedeutende Rolle bei der Tumorsuppression. Normalerweise signalisiert es beschädigten Zellen, sich nicht weiter zu teilen, wodurch unter anderem auch Krebszellen in den sicheren Zelltod geschickt werden können. Aus diesem Grund wurde das zugehörige Eiweißmolekül p53 im Jahr 1993 sogar zum „Molekül des Jahres" gewählt. In späteren Experimenten wurde an Fruchtfliegen demonstriert, dass eine reduzierte Aktivität von p53 zu einer Lebensverlängerung führt. Andere Studien belegen jedoch, dass auch eine gesteigerte p53-Aktivität diesbezüglich von Vorteil sein kann.

Die genauen Zusammenhänge konnten bis heute noch nicht geklärt werden. Außer Frage steht, dass das Gen *p53* sowohl für unsere Gesundheit als auch unsere Lebenserwartung eine besondere Rolle spielt.

Auf den Biochemiker Franz-Ulrich Hartl geht die Entdeckung zurück, dass große Proteine bei ihrem komplizierten Faltungsprozess von bestimmten Helfermolekülen sanfte Unterstützung erhalten. Diese nach dem englischen Ausdruck für „Anstandsdamen" als Chaperone bezeichneten Moleküle sind dazu da, falsche Kontakte zwischen reaktionsfreudigen Proteinsträngen zu verhindern und auf diese Weise die richtige Faltung in die Wege zu leiten. Wie Hartl zeigen konnte, führt Hitzestress wie beispielsweise Fieber zur Aktivierung der Chaperone. Womöglich hängt damit auch die gesundheitsfördernde Wirkung von Saunagängen zusammen. Laut Hartls Untersuchungen steigert auch körperliche Bewegung und Muskelstress die Aktivität der Chaperone an. Eine gewisse Belastung ist demnach hilfreich, um gesund zu altern.

Der Insulin-Komplex

Sämtliche Stoffwechselprozesse im Körper zu verlangsamen, um den „Motor" unseres Organismus zu schonen, könnte eine Strategie für den Erhalt von Gesundheit und Wohlbefinden sein. Tatsächlich gibt es bereits eine Reihe von Untersuchungen, die auf den gemeinsamen Mechanismus hindeuten, der dabei eine tragende Rolle zu spielen scheint: die Insulin-Signalübertragung in der Zelle.

Der Wissenschaftler Adam Antebi geht am Baylor College of Medicine in Houston der Frage nach, wie Alterungsprozesse im Körper gesteuert werden. Als Modellorganismus hierfür dient ihm der Fadenwurm *C. elegans*. Unter allen bisher identifizierten Genen sind seiner Meinung nach *Daf-2*, *Age-1* und *Daf-16* am wichtigsten, wenn es um Langlebigkeit geht. Alle drei sind am Insulin-Komplex beteiligt und werden durch eine reduzierte Signalübertragung aktiviert. Deswegen sind sich die Wissenschaftler einig: Insulin ist sozusagen der Taktgeber des Stoffwechselmotors. Und eine möglichst schonende

Produktion dieses Hormons ist eine überaus wichtige Vorsorgemaßnahme gegen vorzeitige Alterung. Konkret bedeutet das für unser Ernährungsverhalten Folgendes:

Meiden Sie Zwischenmahlzeiten wie der Teufel das Weihwasser!

Rezente wissenschaftliche Erkenntnisse lassen keinen Zweifel daran, wie wichtig es ist, zwischen den Hauptmahlzeiten strikte Essenspausen einzuhalten. Der Blutzuckerspiegel kann dadurch auf ein minimales Niveau abfallen, wodurch nicht nur Stoffwechselvorgänge verlangsamt werden, sondern auch wünschenswerte hormonelle Reaktionen einsetzen.

Für die Praxis bedeutet das, alle Formen von Zwischenmahlzeiten zu meiden. Das heißt, auch auf den Konsum von Obst, Fruchtsäften, Limonaden oder Milchkaffee zu verzichten. Idealerweise sollte der Blutzuckerspiegel und damit auch der Insulinhaushalt über vier bis fünf Stunden unberührt bleiben. Zwischen den drei Tagesmahlzeiten darf Wasser, Tee oder schwarzer Kaffee getrunken werden.

Zusätzlich sollten wir den Konsum von Zucker, Weißmehlprodukten und anderen hochglykämischen Nahrungsmitteln weitestgehend reduzieren. Die in diesen Lebensmitteln enthaltenen einfachen Kohlenhydrate werden vom Körper sehr schnell aufgenommen und verstoffwechselt. Dies hat einen regelrechten Insulinschub zur Folge. Der Konsum von komplexen, ballaststoffreichen Kohlenhydraten und gesunden Fetten gilt wegen des darauf folgenden langsamen Anstiegs des Blutzuckers und der damit verbundenen geringen Oxidationsneigung hingegen als besonders wertvoll.

Das menschliche Mikrobiom

Im Inneren unseres Organismus und an der Körperoberfläche leben insgesamt über 100 Billionen Mikroorganismen! Das Mikrobiom bezeichnet die Gesamtheit all dieser Mikroben und lässt sich als bakterieller Genpool definieren. Die meisten Bakterien sind für uns nützlich. Sie helfen uns dabei, unsere Nahrung zu verdauen, sie unterstützen unser Immunsystem und regulieren zahlreiche Stoffwechselprozesse.

Gegenüber der vergleichsweise altbekannten Erkenntnis, dass eine intakte Darmflora eine wichtige Bedingung für eine gesunde Verdauung darstellt, gehen aktuelle wissenschaftliche Theorien zu Bedeutung und Funktionen des menschlichen Mikrobioms inzwischen weit darüber hinaus.

Das Mikrobiom scheint eine Schlüsselrolle bei der Entstehung diverser Krankheiten zu spielen und auch als Therapieansatz an Bedeutung zu gewinnen.

In diesem Zusammenhang wird vermutet, dass die Entstehung der Adipositas, von kardiovaskulären Erkrankungen, multipler Sklerose, Asthma, Psoriasis, Demenz, Autismus und chronischen Darmerkrankungen mit unserem bakteriellen Genpool in Verbindung gebracht werden muss. In verschiedenen Studien konnte bereits nachgewiesen werden, dass fettleibige Menschen über eine andere Darmflora verfügen als Normalgewichtige und sich diese im Rahmen von Diäten auch wieder verändern kann.

2004 haben Mikrobiologen in Tierversuchen erstmals einen Zusammenhang zwischen der bakteriellen Darmflora und der Neigung zur Adipositas entdeckt. Um herauszufinden, ob dieser Zusammenhang auch beim Menschen besteht, führte der Mikrobiologe Zhao Liping zwei Jahre lang an sich selbst Versuche durch. Er verwendete dafür fermentierte, prebiotische Lebensmittel, die dafür bekannt sind, die Mikroorganismen des Darmes zu verändern. Diese Prebiotika kombinierte er mit einer Diät, die primär aus Vollkornprodukten bestand. Während dieser zwei Jahre hat er 20 kg an Gewicht verloren. Auch sein Blutdruck, seine Herzfrequenz und seine Cholesterinwerte sind stark gesunken. Zusätzlich konnte in seinem Darm ein Bakterium namens *Faecalibacterium prausnitzii* nachgewiesen werden, dem man eine starke anti-entzündliche Wirkung nachsagt. Der Anteil dieses Bakteriums an der Darmflora, der zu Beginn von Lipings Selbstversuch unter der Nachweisgrenze gelegen war, betrug nun erstaunliche 14,5 %. Aufgrund dieser Ergebnisse setzte Liping seine Versuche fort – wir dürfen auf zukünftige Erkenntnisse gespannt sein.

Wie groß die Bedeutung unserer Darmbakterien für unseren Stoffwechsel beziehungsweise wie entscheidend ihr Einfluss auf unsere Gesundheit tatsächlich ausfällt, ist heute noch schwer einzuschätzen. Nach dem aktuellen Stand der Wissenschaft sollten wir dem Mikrobiom zukünftig jedenfalls deutlich mehr Aufmerksamkeit schenken als bisher.

So wenig geheimnisvoll unsere äußere Hülle bei oberflächlicher Betrachtung auch erscheinen mag, so komplex und unüberschaubar ist das, was im mikroskopisch Kleinen und in unserem Inneren passiert. Das Zusammenspiel zahlreicher Faktoren entscheidet über unsere Gesundheit und unser Wohlbefinden. Und das Mikrobiom scheint dabei eine der wesentlichen Rollen einzunehmen. Durch die gezielte Zufuhr von Bakterienstämmen kann das Mikrobiom regulativ beeinflusst und ein gewisses Gleichgewicht wiederhergestellt werden. Eine gesunde Ernährung, regelmäßige körperliche Betätigung und das Vermeiden von Übergewicht unterstützen die Darmgesundheit und sorgen für eine ausgewogene Darmflora.

Die Haut und das Alter

Wir wollen uns rundum wohlfühlen. Ein gutes Bauchgefühl und eine Figur, mit der man wirklich zufrieden ist, sind dabei genauso wichtig, wie dass man sich in seiner Haut wohlfühlt. Und gerade die Haut spiegelt unseren Lebensstil sichtbar wider. Wer sich ungesund ernährt und sich nicht bewegt, bezahlt das in den meisten Fällen mit einem fahlen Hautbild, vielen Unreinheiten und einem schlaffen Bindegewebe. Das Innere wird über die Haut nach außen gekehrt und führt uns schonungslos für Augen: Auch wir werden älter.

Eine der bedeutendsten Komponenten der Haut und des Bindegewebes ist Kollagen. Es sorgt für ein straffes und schönes Hautbild. Bei der Kollagensynthese spielen spezielle Enyzme, die sogenannten Matrix-Metalloproteinasen (MMP), eine wichtige Rolle. Mit dem Alter wird vermehrt Kollagen abgebaut, was zu Faltenbildung und einer Abnahme der Hautdicke führt.

Die Haut ist nicht nur ein sehr großes, sondern auch ein sehr wichtiges Organ. Neben ihrer Schutzfunktion spielt sie eine zentrale Rolle bei der Atmung, als Resorptionsfläche für die Aufnahme von Medikamenten, als Puffer für den Ausgleich des Säure-Basen-Haushaltes sowie als Produktionsstätte für das so wichtige Vitamin D. Neben diesen gesundheitlichen Aufgaben ist unser Hautbild auch von entscheidender Bedeutung für unser subjektives Wohlbefinden und dient als Maßstab für Gesundheit und Alter.

Einige „Haut-Gene" verändern ihre Expressionsmuster während des Alterns. Manche werden dabei mehr, manche weniger exprimiert. arNOX ist ein membrangebundenes Enzym, das vorwiegend in der Haut zu finden ist und ab einem gewissen Lebensalter deutlich aktiver wird. Bei manchen Menschen passiert das bereits ab dem 30. Lebensjahr, wobei die Aktivität zwischen dem 50. und dem 55. Lebensjahr am größten zu sein scheint. arNOX ist an der Oberfläche von Fibroblasten und Keratinozyten zu finden und führt zur Freisetzung freier Radikale. Diese fördern die Hautalterung und die Bildung von Falten. Die Produktion schädigender Radikale in der Haut kann durch die Zufuhr von Coenzym Q10 vermindert werden.

Auch die Hormone sind für unser Aussehen und die Hautstruktur von Bedeutung. So haben einige Steroidhormone entscheidenden Einfluss auf den Kollagenhaushalt. Östrogene stimulieren die Kollagensynthese. Die bereits erwähnten Matrix-Metalloproteinasen werden durch das Gelbkörperhormon Progesteron in ihrer Aktivität gehemmt. Durch den Abfall der Hormone im Rahmen des Wechsels gehen der Frau somit zwei wichtige Unterstützer verloren, die ihr bis dahin bei der Erhaltung eines jugendlichen Hautbildes behilflich waren.

Die Androgene und das Wachstumshormon sind für die Hautgesundheit nicht minder bedeutend. Auch ihre Produktion kann mit dem Alter abfallen, was zu einer markanten Abnahme der Hautdicke und einem Qualitätsverlust des Bindegewebes führt. Hier kann die Hormonkosmetik Behandlungsstrategien bieten, die von vielen Frauen dankbar angenommen werden. Dabei sollten ausschließlich Hormone zur Anwendung kommen, die lokal wirken und so keinerlei Gesundheitsrisiken für die Patientin darstellen. Viele Menschen stehen der Anwendung von Hormonen aus ästhetischen Gründen skeptisch gegenüber. Ich bin der Meinung, dass der altersabhängige Leidensdruck einer Patientin, die sich in ihrer Haut unwohl fühlt, keinesfalls ignoriert oder bagatellisiert werden darf. Auch in solchen Fällen sollte der Arzt des Vertrauens beratend und unterstützend zur Seite stehen.

Als natürliche und überaus nützliche Well-Aging-Substanz gilt weiße Weidenrinde. Ihre anti-entzündlichen Wirkungen sind durch viele Studien belegt. Ein besonderer Inhaltsstoff der Weidenrinde, das Salacin, erhöht die Expression der Enzyme Mangan-Superoxid-Dismutase und FOXO1. Beide sind dafür bekannt, die Mitochondrien zu schützen, womit sie als nützliche Protektoren der Haut fungieren.

Neben genetischen Faktoren und dem Einfluss von Enzymen und Hormonen dürfen wir aber nie außer Acht lassen, dass unsere Haut auch unter einem ungesunden Lebensstil sichtbar leidet. Alkohol- bzw. Tabakkonsum, körperliche Inaktivität und ungesunde Ernährung sind allesamt schlechte Angewohnheiten, für die wir mit einer beschleunigten Hautalterung bezahlen. Es liegt somit auch hier in unserer Hand, dafür Sorge zu tragen, dass wir uns wohlfühlen und uns selbst gefallen.

Wer raucht, altert schneller

Mit jedem einzelnen Zug an einer Zigarette lösen Sie ein Feuerwerk freier Radikale aus. Durch jeden gerauchten Glimmstängel schwächen Sie Ihre antioxidative Kapazität. Mit jeder verbrauchten Packung gefährden Sie Ihre Gesundheit. Mit jedem Tag, den Sie als Raucher verbringen, riskieren Sie Ihr Leben. Das muss Ihnen klar sein.

Ich weiß, dass Sie so tun, als würde es Sie nicht treffen. Das dachten sich auch all die anderen Menschen, die an den Folgen des Rauchens bereits gestorben sind. Rauchen ist für eine Vielzahl todbringender Erkrankungen verantwortlich. Wir denken in diesem Zusammenhang zwar immer zuerst an die Lunge, aber es gibt praktisch kein Organ, das nicht gefährdet ist. Mittlerweile ist bekannt, dass nahezu jeder zweite Harnblasenkrebs durch Rauchen verursacht wird. Auch die Gesundheit der weiblichen Brust wird durch Tabakkonsum massiv gefährdet. Frauen, die rauchen, haben ein deutlich erhöhtes Risiko für Brustkrebs. Auch die Lippen, die Zunge, der Gaumen, der Rachen und die Speiseröhre sind betroffen. Man könnte die Liste schier endlos fortsetzen – ganz zu schweigen von der deutlichen Erhöhung von Herz-Kreislauf-Erkrankungen.

Ich weiß, dass es nicht einfach ist, diesem Laster zu entsagen. Aber glauben Sie mir, Rauchen gleicht einem russischen Roulette, bei dem die Trommel vollständig geladen ist und es keinen „Gewinner" gibt. Und ich weiß, dass Sie zu den Gewinnern gehören wollen. Denken Sie bitte daran, dass es dabei um Ihr Leben geht!

Gesund im Schlaf

Der Chronobiologe Till Roenneberg von der Universität München beschäftigt sich seit vielen Jahren mit dem Thema Schlaf und dessen Einfluss auf unsere Gesundheit. Mittlerweile konnte er in mehreren Untersuchungen beweisen, dass Menschen, die unter chronischem Schlafmangel leiden, eher zunehmen und übergewichtig werden als Menschen, die ausreichend Schlaf bekommen. Neueste Erkenntnisse zeigen sogar, dass ein gestörter Schlaf zu Insulinresistenzen und zu Diabetes mellitus führen kann!

Die Überzeugung, dass die Anzahl benötigter Schlafstunden etwas Individuelles sei und von Mensch zu Mensch unterschiedlich ausfallen könne, ist auch zu überdenken. Laut einer rezenten Studie scheinen sieben Stunden Schlaf pro Tag optimal. Bei Menschen, die täglich neun Stunden oder mehr schlafen, zeigte sich ein 1,5-fach erhöhtes Herzinfarkt- und Schlaganfallrisiko. Bei nur fünf Stunden stieg dieses Risiko im Vergleich zur optimalen Schlafdauer sogar auf das Doppelte.

Neben zahlreichen Maßnahmen und Bedingungen, die für einen gesunden Schlaf Voraussetzung sind, scheinen auch bestimmte Materialien Einfluss zu nehmen. Probanden, die Zirbenkissen verwendeten, wiesen eine niedrigere Herzfrequenzrate auf. Das Herz der „Zirbenkissenschläfer" hatte 3.500 Herzschläge pro Tag weniger zu leisten als das Herz der Kontrollgruppe.

Das **Wunder**(netz)werk der **Hormone**

Da die Wissenschaft erkannt hat, welch große Bedeutung Hormone für unser Leben haben, wird ihr Einfluss auf unsere Gesundheit und unser Wohlbefinden seit einigen Jahrzehnten intensiv untersucht. Besonderes Interesse gilt den Auswirkungen auf das Körpergewicht. Inwieweit uns unsere Hormone beeinflussen und unseren Lebensalltag bestimmen, fragen sich jedoch nicht nur Wissenschaftler, sondern mitunter auch Verliebte, Abnehmwillige und Sportler sowie Paare mit Kinderwunsch oder Frauen, die gerade in den Wechsel kommen.

Hormonelle Störungen sind keine Seltenheit und können die Lebensqualität massiv beeinträchtigen. Obwohl es viele Ursachen und Auslöser für hormonelle Dysbalancen gibt, kann auch den Hormonen nicht jeder „Schwarze Peter" in die Schuhe geschoben werden. Eine Hormonanalyse aus dem Blut bringt in den meisten Fällen individuelle Klarheit über das Zusammenspiel hormoneller Vorgänge.

Was mich an der Endokrinologie, der Lehre von den Hormonen, so sehr fasziniert, ist die Tatsache, dass unser Endokrinium (das gesamte hormonelle System) aus zahlreichen Einzelkomponenten besteht, die alle miteinander vernetzt sind und sich gegenseitig beeinflussen können. Man könnte es mit einem großen Puzzle vergleichen. Fehlt ein Teil, so ist das Gesamtbild unvollständig. Die Störanfälligkeit unseres Hormonhaushalts führt sowohl dem Betroffenen als auch dem behandelnden Mediziner vor Augen, wie eng Psyche und Physis miteinander verbunden sind. Sind wir emotional belastet, so gerät auch unser hormonelles System rasch aus dem Gleichgewicht. Es folgen Beschwerden, die uns belasten und aufgrund derer wir uns krank fühlen. Sowohl für die Diagnosefindung als auch für den Lösungsansatz muss der Endokrinologe viel Feingefühl entwickeln und lernen, zwischen den Zeilen zu lesen und stets das Gesamte zu sehen. Dieser Herausforderung stelle ich mich jeden Tag aufs Neue mit Begeisterung.

Achtung vor endokrinen Störfaktoren

Es gibt eine Reihe hormonell aktiver Substanzen, die wir über die Nahrung aufnehmen. Diese chemischen Verbindungen stellen potenzielle Störfaktoren dar und können unser gesamtes endokrines System in ein Ungleichgewicht bringen.

Möglicherweise haben Sie schon einmal von Phtalaten und Bisphenolen gelesen, die in vielen Plastikverpackungen von Lebensmitteln enthalten sind. Gelangen diese in unseren Körper, können sie sich im Fettgewebe ansammeln und zu Hormonstörungen führen. Zudem vermutet man, dass Phtalate eine Gewichtszunahme begünstigen, das Risiko einer Insulinresistenz erhöhen und auch die Fortpflanzungsfähigkeit negativ beeinflussen. Auch wenn die Risikobewertung dieser Substanzen noch nicht abgeschlossen ist, empfehle ich zumindest aus Gründen des Umweltschutzes die Verwendung von recycelbaren Glasbehältern.

Was sind eigentlich Hormone?

Sich ein gewisses Grundverständnis anzueignen, um in etwa zu verstehen, was Hormone in unserem Körper bewirken, halte ich bei jedem Menschen für sehr sinnvoll. Sie müssen nicht zum Experten werden, sollten jedoch wissen, wie wichtig ein intakter Hormonhaushalt für unsere Gesundheit ist.

Bei Hormonen handelt es sich um winzige Botenstoffe, die bestimmte Reaktionen in unserem Körper zur Folge haben. Für Männer sind Hormone genauso wichtig wie für Frauen. Sie begleiten uns durch alle Lebensabschnitte – von der Embryonalphase bis zur letzten Minute unseres Daseins. Hormonwerte verändern sich im Laufe des Lebens, unterliegen häufigen Schwankungen und nehmen mit dem Alter tendenziell ab. Mal ermöglichen sie uns Höchstleistungen und Glücksgefühle, mal bereiten sie uns Beschwerden. Sie werden von Drüsenzellen in verschiedenen Organen produziert. Über das Blut gelangen die Hormone vom Ort ihres Entstehens zum Ort des Wirkens, wo sie die unterschiedlichsten Aufgaben und Funktionen erfüllen.

Aufgrund ihres chemischen Aufbaus kann man grob zwischen den Steroidhormonen und den Peptidhormonen unterscheiden. Zu den bekanntesten Vertretern dieser beiden Gruppen gehören die Östrogene, die Androgene, die Gestagene, das Kortisol, die Schilddrüsenhormone, das Insulin und das Wachstumshormon.

Die meisten Hormone benötigen für ihre Wirkung einen Rezeptor. Darunter versteht man eine Art maßgeschneiderte Andockstelle, die sich im Kern oder an der Oberfläche einer Zelle befinden kann. Wenn ein Hormon an seinem Rezeptor anlangt, bekommt die Zielzelle ein Signal, was wiederum eine bestimmte Reaktion im Stoffwechsel zur Folge hat. Hat der Botenstoff seinen Zweck erfolgreich erfüllt, verändert sich die Hormonproduktion wieder.

Wir haben es teilweise selbst in der Hand!

Tatsächlich können wir das Steuer selbst in die Hand nehmen und unseren Hormonhaushalt durch bewusste Aktionen und in bestimmten Situationen beeinflussen. Sehr oft passiert das aber unbewusst und wir werden „Opfer" hormoneller Regelkreise.

Unser Lebensstil und unser emotionales Verhalten bergen zahlreiche Möglichkeiten, hormonelle Prozesse zu optimieren. Was, wann und wie viel wir essen, wie oft und wie intensiv wir uns bewegen, wie wir mit Stress umgehen, ob wir viel, wenig, gut oder schlecht schlafen, wir gut gelaunt oder betrübt sind – das alles sind Faktoren, die für die Balance unseres Hormonhaushalts von entscheidender Bedeutung sind. Sich dabei immer optimal zu verhalten, kann uns selbstverständlich nicht gelingen. Niemand lebt 365 Tage im Jahr diszipliniert und ist gewillt, alles nur erdenklich Mögliche für seine Gesundheit zu tun. Das ist nur zu menschlich.

Zudem gibt es auch hormonelle Störungen, bei denen wir keine Möglichkeit haben, bewusst Einfluss zu nehmen. Dazu zählen unter anderem manche Funktionsstörungen der Schilddrüse. In diesen Fällen ist eine medikamentöse Therapie zumeist unausweichlich. In vielen Situationen können wir unsere Botenstoffe aber sehr wohl beeinflussen und dazu beitragen, unsere Gesundheit zu erhalten und unser Wohlbefinden wiederherzustellen.

Die Schilddrüse

Dieses bedeutende Organ findet nicht grundlos als Erstes seine Erwähnung. Zum einen spielen Schilddrüsenhormone für die Reifung der anderen endokrinen Systeme eine große Rolle. Zum anderen zählen Schilddrüsenfunktionsstörungen neben den Wechselbeschwerden zu den häufigsten Hormonstörungen. Die Schilddrüse ist nicht nur ganzheitlich bedeutend, sondern reagiert auch sehr sensibel auf Schwankungen im übrigen Hormonhaushalt. Dies ist mitunter ein möglicher Grund dafür, warum Frauen wesentlich häufiger von Störungen der Schilddrüse betroffen sind. In der Mehrheit der Fälle handelt es sich dabei um eine Unterfunktion der Schilddrüse, die sogenannte Hypothyreose – im Gegensatz zur Überfunktion, der Hyperthyreose. Die Ursache für Schilddrüsenfunktionsstörungen lässt sich fast immer in Autoimmunprozessen festmachen.

Fehlfunktionen können grundsätzlich im Kindesalter genauso auftreten wie im Greisenalter. Da diese mit zahlreichen, sehr unterschiedlichen Beschwerden einhergehen, werden sie jedoch oftmals übersehen.

Interessanterweise ist sehr oft Stress der Auslöser für den Ausbruch einer Schilddrüsenerkrankung. Stress und die damit verbundenen biochemischen Folgen können somit zu erheblichen Organschäden führen. Ist es also tatsächlich denkbar, dass wir uns durch unsere Lebensweise selbst krankleben?

Zu den wichtigsten Aufgaben der Schilddrüse gehören die Regulation des Eiweiß-, Kohlenhydrat- und Fettstoffwechsels sowie das Management der Sauerstoffaufnahme, der Energiegewinnung und der Thermoregulation. Außerdem sichert sie die Funktion des Herz-Kreislauf-Systems, kontrolliert das Organ- und Längenwachstum und steuert die geistige Entwicklung bei Ungeborenen und Kindern.

Die Schilddrüse ist durch unser Verhalten beeinflussbar, denn sie ändert die Produktion von Hormonen abhängig davon, ob wir etwas essen oder ob wir fasten. Die Aktivität der Schilddrüse stellt also gewissermaßen eine Reaktion auf unser Essverhalten dar. Eine krankhafte Fehlfunktion der Schilddrüse geht in den meisten Fällen mit einer Gewichtszunahme einher. Untersuchungen haben ergeben, dass das Körpergewicht bei Menschen mit einer Schilddrüsenunterfunktion zwischen 15 und 30 % über dem von gesunden Menschen liegt. Bei einer solchen Hypothyreose wird vermehrt 16-Hydroxyöstron produziert, das die Fettaufnahme zusätzlich begünstigt. Wird diese Störung mit Schilddrüsenhormonen behandelt, nehmen die Patienten das überschüssige Gewicht meist wieder ab.

Übergewicht und die damit verbundenen metabolischen Veränderungen können die hormonelle Situation häufig noch weiter verschlechtern. Fettgewebe ist selbst sehr stoffwechselaktiv. Es produziert verschiedene Hormone und kann auf diese Weise in den gesamten Hormonhaushalt eingreifen. Dies bringt selten Vorteile, sondern stört das hormonelle Gleichgewicht.

Zu den wichtigsten Schilddrüsenhormonen gehören das TSH, das L-Thyroxin (T4) und das Triiodthyronin (T3). Studien haben ergeben, dass dicke Menschen häufig unter einem gestörten Verhältnis zwischen dem inaktiven Schilddrüsenhormon T4 und seiner aktiven Form, dem T3, leiden. Dieses Missverhältnis kann unser Wohlbefinden und unsere Figur negativ beeinflussen. Menschen, die es schaffen, ihr Gewicht zu normalisieren, verbessern damit oft auch ihre hormonelle Stoffwechsellage. Diese Verbesserung betrifft dann nicht nur die Schilddrüse, sondern auch andere Organe, wie beispielsweise die Eierstöcke der Frau.

Auch Stress beeinflusst die Schilddrüse. Hierbei kommt es zu einer Abnahme des TSH und einer veränderten Konversion von T4 zu T3. Das aktive T3 erfüllt in unserem Körper wichtige Aufgaben. Ein T3-Mangel kann unerwünschte Folgen haben. Die Betroffenen klagen zumeist über chronische Müdigkeit, Abgeschlagenheit und Energielosigkeit. Eine weitere Ursache für das gestörte Mengenverhältnis von T4 zu T3 kann in einem Mangel des Enzyms Dejodinase liegen. Dieses ist für die Umwandlung des inaktiven T4 in das aktive T3 verantwortlich. Um ihre ordnungsgemäße Funktion zu gewährleisten, sind Enyzme oft auf Cofaktoren wie Zink und Selen angewiesen. Das Fehlen dieser wichtigen Mikronährstoffe kann sich deswegen ebenso in einem hormonellen Ungleichgewicht äußern. Hier wird bereits deutlich, wie wichtig es ist, vernetzt zu denken, da eine Vielzahl an Faktoren zusammenspielen.

Schilddrüsenerkrankungen können mit vielen verschiedenen Beschwerden einhergehen. Die ausreichende Versorgung des Körpers mit Schilddrüsenhormonen ist eine Voraussetzung für Gesundheit und Wohlbefinden. Die richtige medikamentöse Einstellung der Schilddrüse erfordert ärztliche Erfahrung und ein wenig Geduld des Patienten. Am Ende zeigt sich die Therapie jedoch als sehr effizient und zufriedenstellend.

Warum gar nichts essen oder Trinkkuren nicht zielführend sind

Immer wieder versuchen Abnehmwillige, durch radikale Maßnahmen möglichst schnell Gewicht zu verlieren. Gar nichts essen, Saftkuren oder Kohlsuppen-Diäten zählen dabei zu den häufigsten Strategien. Diese durchaus brutale Vorgehensweise ist in den meisten Fällen Ausdruck einer tiefen Frustration. Viele Menschen essen über Jahre hinweg zu viel und nehmen stetig zu. Mit dem Gewicht steigt auch ihr Unwohlsein immer weiter an. Irgendwann gelangen sie an einen Punkt, an dem es für sie so nicht weitergehen kann. Instinktiv schlagen die Betroffenen dann die Gegenrichtung ein und wollen ihr Leben über Nacht um 180 Grad ändern. Statt wie bisher zu viel, essen sie nun so gut wie gar nichts mehr. Das Einzige, was sie noch zu sich nehmen, sind Getränke und vielleicht Suppe. Die Beweggründe dafür werden von den Übergewichtigen immer gleich angegeben:

„Es muss sich jetzt sofort etwas ändern! Ich brauche einen schnellen Erfolg, sonst sehe ich keinen Ausweg mehr!" Diese Aussagen zeugen von purer Verzweiflung. Obwohl ich Verständnis für das angesammelte Leid habe, sind diese Maßnahmen nicht empfehlenswert, ziemlich sicher nicht zielführend und keinesfalls nachhaltig. Denn hier kommen erneut unsere Hormone ins Spiel. Der Körper arbeitet nämlich extrem ökonomisch, reagiert sehr rasch und weiß mit der ihm zur Verfügung gestellten Energie sehr gut hauszuhalten. Das gilt sowohl für sehr plötzliche als auch für langfristige Anstrengungen, durch übertriebenes Fasten Gewicht zu verlieren. Als Ernährungsmediziner treffe ich nicht selten auf Menschen, die seit vielen Jahren strengste Diät halten, aber irgendwann nicht mehr weiter abnehmen. Trotz allen Bemühens bleibt ihr Gewicht stabil. Auch in solchen Fällen hat sich der Körper angepasst und längst gelernt, mit sehr wenig Energie auszukommen. Wer stark übergewichtig ist und viele Kilos verlieren muss, sollte sich deswegen einen ausgeklügelten Marschplan zurechtlegen oder für professionelle Unterstützung sorgen. Unter anderem ist es wichtig, die Diät phasenweise zu unterbrechen, um dem Körper zu signalisieren, dass genug Energie bereitgestellt wird. Strenge Abnehmperioden, die über Jahre beibehalten werden, erweisen sich oft als kontraproduktiv.

Verzichten Menschen im Rahmen von Fastenkuren zur Gänze darauf, zu essen, reagiert die Schilddrüse. Es kommt zu einer reduzierten Umwandlung vom inaktiven Hormon T4 zum aktiven T3. T3 spielt eine wichtige Rolle beim Umbau von Fettgewebe, Proteinen und Glukose während des Fastens. Die verminderte T3-Produktion ist eine Reaktion des Körpers, um Energie einzusparen und sich vor dem Verlust von Körpersubstanz zu schützen. Diese für Hungersnöte sehr sinnvolle und oft lebenserhaltende Maßnahme setzt bereits nach gut zwölf Stunden Nahrungskarenz ein.

Der Körper schaltet um auf einen erniedrigten Energiebedarf und läuft sozusagen auf Sparflamme. Um weiterhin erfolgreich Gewicht zu verlieren, müssten wir die zugeführte Energiemenge immer knapper bemessen. Aus diesem Grund ist es so wichtig, auch im Rahmen einer Diät regelmäßig zu essen und die Kalorienmenge in einem vernünftigen, zielführenden Ausmaß zu reduzieren. Wer also erfolgreich und nachhaltig abnehmen will, sollte einen guten Plan haben und ein wenig Geduld aufbringen. Das Übergewicht ist ja schließlich auch nicht über Nacht entstanden.

Jeder kennt ihn, keiner mag ihn – der Jo-Jo-Effekt

Viele Menschen klagen über ausgeprägte Gewichtsschwankungen. Das permanente Auf und Ab strapaziert nicht nur unsere Gesundheit, sondern auch unsere Nerven – beispielsweise wenn wir mal wieder ratlos vor unserem Kleiderschrank stehen. Denn obwohl wir die kleinen Kleidergrößen über alles lieben, wollen uns die neuen Klamotten einfach nicht mehr passen. Dabei haben wir sie doch gerade erst freudestrahlend erstanden! Überall spannt es und zwickt es fürchterlich – insofern wir in das winzige Teil überhaupt noch hineinkommen. So bleibt uns nichts anderes übrig, als auf eines der ungeliebten alten Stücke zurückzugreifen, die wir erst vor Kurzem naserümpfend als „zu groß" beiseitegeräumt haben. Die Lieblingsjeans in der Lieblingsgröße muss also im Schrank bleiben und dient bestenfalls als Motivator.

Die Schuld für das Zahlenspiel auf der Waage liegt in den meisten Fällen bei uns selbst. Wir essen zu oft maßlos und vermeiden es dabei tunlichst, an die Konsequenzen zu denken.

Wir alle kennen dieses Szenario nur zu gut. Und obwohl wir es überhaupt nicht leiden können, fordern wir unser Schicksal immer wieder aufs Neue heraus. Als ob wir nicht wüssten, dass der Tag der Abrechnung, an dem wir es bereuen, bald folgen wird. Wenn es dann so weit ist und wir entsetzt vor dem Spiegel stehen, packt uns plötzlich der Ehrgeiz und wir beschließen, endlich etwas zu ändern – und zwar radikal, denn so darf es nicht weitergehen! Eine „Extrem-Diät" scheint die Ultima Ratio zu sein und wir stellen unser Essverhalten um, von „üppig" auf „dürftig". Auf Völlerei folgt Askese. Statt eines fetten Plus auf unserem Kalorienkonto verbuchen wir plötzlich ein hungriges Minus. Diese einschneidende Kaloriendiskrepanz bleibt nicht ohne unerwünschte Folgen.

Mit dieser radikalen Verhaltensänderung signalisieren wir unserem Körper, dass wir uns in einer Hungersnot befinden. Die negative Energiebilanz bewegt die Schilddrüse zu sofortigen Maßnahmen – umgehend wird eine Art Stoffwechsel-Stabilitätspakt verabschiedet. Drastisches Einsparen von Energie ist das Gebot der Stunde und der gesamte Stoffwechsel stellt auf Sparflamme. Dadurch gelingt es unserem Körper binnen kürzester Zeit, mit sehr, sehr wenig Energie auskommen. 1995 haben Wissenschaftler nachgewiesen, dass radikales Hungern den Kalorienbedarf des Körpers um bis zu 40 % reduzieren kann. Die Nutzung von Energieressourcen wird auf lebenswichtige Organfunktionen beschränkt. Alle anderen Prozesse werden auf ein Minimum reduziert beziehungsweise ganz eingestellt.

Sobald wir die ersten Wochen unserer Extremdiät voller Entbehrungen überstanden haben und die Disziplin langsam nachlässt, dauert es meist nicht lange, bis wir uns vom Kalorienminus über einen Gleichstand wieder in ein großes Plus arbeiten. Wir haben es uns schließlich wohlverdient – man gönnt sich ja sonst nichts. Und während wir wieder eifrig Kalorien auf unser Konto schaufeln, vergessen wir, dass unser Stoffwechsel immer noch auf „Notsituation" programmiert ist. Darauf eingestellt, dass die nächste Hungersnot – wie es früher ja auch der Fall war – schon bald vor der Tür steht, ist unser Körper immer noch bemüht, jede einzelne Kalorie optimal anzulegen. Dementsprechend zügig legen wir auch die mühselig verlorenen Pfunde wieder zu. Dieser überlebensnotwendige Mechanismus hat sich in früheren Zeiten sicher als äußert wertvoll erwiesen. Heute kann man das nicht mehr behaupten. Das gilt auch für Fettreserven, die unser Körper anlegt.

Brauchen wir Reserven?

Wir sparen für schlechte Zeiten. Sich Geld zurückzulegen, ist zweifellos etwas Sinnvolles. Niemand weiß, ob wir nicht irgendwann in Geldnot geraten, arbeitsunfähig werden oder einem geliebten Menschen finanziell unter die Arme greifen müssen. Dann ist es hilfreich, wenn wir über gewisse Geldrücklagen verfügen. Glücklicherweise haben die Leser dieses Buches keine Hungersnot mehr zu befürchten. Warum entledigen wir uns also nicht der längst nicht mehr benötigten Fettreserven?

Es gibt verschiedene Körperregionen, an denen sich Fett ansammelt beziehungsweise auf die es sich verteilen kann. An bestimmten Stellen hat es durchaus Sinn, ein wenig Fett zu besitzen – mit Betonung auf „ein wenig". Ein Paradebeispiel dafür liefert uns das Gesäß. Man stelle sich nur vor, mit unseren ungepolsterten Beckenknochen auf einem harten Untergrund sitzen zu müssen. Dieses Fettdepot erfüllt also einen Zweck. Und das bisschen Fett, das sich um einzelne Organe legt, ist dazu da, unsere Eingeweide in Position zu halten und vor Verletzungen zu schützen. Dagegen ist nichts einzuwenden, das hat die Natur gut eingerichtet. Alles andere jedoch ist purer Luxus. Aber nicht nur das: Es ist eine Gefahr für unsere Gesundheit!

Der weibliche Körper ist von Natur aus mit einem höheren Körperfettanteil ausgestattet, damit auch in der Schwangerschaft etwa bei einer Hungersnot die Versorgung des ungeborenen Kindes sichergestellt ist. Manchmal scheint es mir, viele Männer sind der Ansicht, hier einen besonderen Aufholbedarf zu haben, um sich ihr persönliches „Recht auf Fett" zu sichern – sozusagen ganz im Sinne der Gleichberechtigung.

Das ist aber gar keine gute Idee, da die meisten männlichen Artgenossen ihr Fett mit Vorliebe an den falschen Stellen ansetzen. Nämlich am Bauch. Im schlechtesten Fall legen sich dabei große Fettmengen um die dort befindlichen Organe und beeinträchtigen deren Funktion. Dieser Fettverteilungstyp führt in vielen Fällen zur Entstehung der Zuckerkrankheit, zu Entzündungen der Bauchspeicheldrüse, Gallensteinen und anderen Zivilisationskrankheiten, die mit Sicherheit keiner braucht und auch niemand haben will.

Im Rahmen meiner Ausbildung habe ich ein Jahr lang in einer chirurgischen Abteilung gearbeitet. Dort verfolgte ich mit Entsetzen, wie Patienten aufgrund von Durchblutungsstörungen stückchenweise ihre Gliedmaßen amputiert werden mussten. Es handelte sich dabei meistens um Diabetiker, Raucher oder Menschen, die beides sind. Diese Menschen verlieren ihre Zehen, Vorfüße, Unterschenkel und ganze Beine. So ein Schicksal ist schrecklich und bedauerlich. Schrecklich und bedauerlich ist auch die Tatsache, dass die Anzahl der Zuckerkranken von Jahr zu Jahr stetig zunimmt.

Für mich ganz unfassbar ist, dass diese folgenschwere Erkrankung in vielen Fällen durch jahrelanges Fehlverhalten der Betroffenen selbst entscheidend mitverursacht wird. Hauptverantwortlich dafür ist ein ungesunder Lebensstil, gekennzeichnet durch Fehl- und Überernährung, mangelnde Bewegung, Nikotin- und Alkoholabusus. Warum verfolgen so viele Menschen diesen Irrweg? Warum gelingt es uns nicht, diesen Wahnsinn zu stoppen?

Das Wachstumshormon – use it or lose it

Wenn es ein Hormon gibt, das mit jugendlicher Vitalität und einer schlanken Körpersilhouette in Verbindung gebracht werden darf, dann ist es das Wachstumshormon. Sowohl Wissenschaftsjournale als auch Boulevardmagazine bezeichnen es mit Synonymen wie „das Anti-Aging-Hormon", „das Jungbrunnenhormon" oder „Schlankheitshormon".

In Fachkreisen finden Bezeichnungen wie hGH (human growth hormone), STH (somatotropes Hormon), Somatotropin oder nur GH (growth hormone) Verwendung. Wenige Hormone sind von uns derart beeinfluss- und steuerbar. Über die Art des Lebensstils und die Regulation unseres Körpergewichts entscheiden wir mit, ob ausreichend GH produziert wird oder wir uns mit niedrigen Werten durchs Leben schlagen müssen. Womit wir bereits beim springenden Punkt angelangt sind. Bei diesem Hormon gilt die Devise: Je höher der Wachstumshormonspiegel im Blut, desto besser. Dies gilt natürlich nur für den natürlichen physiologischen Bereich! Trotzdem sind Menschen immer wieder versucht, durch die Verabreichung großer Mengen von GH das Optimum aus sich herauszuholen. Diese Praktiken kennt man vorwiegend aus dem Bereich des Bodybuildings. Das ist gefährlich! Denn es steht außer Frage, dass GH-Werte außerhalb der normalen Blutreferenzbereiche mit einem erhöhten Gesundheitsrisiko verbunden und keinesfalls anzustreben sind! Was aber jeder Mensch durchaus zielstrebig verfolgen sollte, sind Werte im oberen Normbereich.

In unserem Stoffwechsel nimmt GH ohne Zweifel eine Sonderstellung ein. Wie es im Kindes- und Jugendalter für das Längenwachstum sorgt, so ist es im Erwachsenenalter für zahlreiche andere wichtige Aufgaben verantwortlich.

GH ist eines der stärksten anabolen Hormone. Das bedeutet, dass es den Erhalt von Magermasse sichert beziehungsweise dessen Aufbau unterstützen kann. Zusätzlich verfügt es über eine ausgesprochen gute lipolytische Wirkung und trägt somit dazu bei, dass wir schlank werden oder schlank bleiben. Es ist dabei einer der Hauptregulatoren bei der Verteilung zwischen Körperfett- und Muskelanteil. Vereinfacht ausgedrückt stellen gute GH-Blutwerte die Grundlage für ein ausgeglichenes Verhältnis zwischen Muskulatur und Körperfett dar.

Seine hormonellen Angriffspunkte unterscheiden sich bei den Geschlechtern. Beeinflusst es bei den Frauen vor allem das Fettgewebe an Gesäß und Oberschenkeln, so geht es bei den Männern eher um das Stammfett. Dabei gilt es, der „Problemzone Bauch" besondere Beachtung zu schenken, da die dortige Fetteinlagerung sowohl bei Frauen als auch bei Männern mit einem deutlich erhöhten Gesundheitsrisiko verbunden ist.

Leider ist dieses Risiko nur wenigen Menschen bewusst. Unvergessen bleibt mir in diesem Zusammenhang eine Begebenheit, die sich vor einigen Jahren in München ereignete. In einem Hotellift kam ich mit einem jungen Mann ins Gespräch, der mir dabei behilflich war, mein Gepäck auf mein Zimmer zu bringen. Dabei handelte es sich um ein gewichtiges, typisches „bayrisches Urgestein". Als das Thema Ernährung und Gesundheit zur Sprache kam, dauerte es nicht lange, bis er sich in seinem bayrischen Dialekt mehr oder weniger direkt zu seinem unübersehbaren Bierbauch äußerte: „Kennen S' den schon: Wos is' a Bayer ohne Bauch? A Krippl!" (Übersetzt: „Ein Krüppel.") Und sogleich brach er in lautes Gelächter aus. Einerseits musste auch ich schmunzeln, andererseits blitzten Erinnerungen an die chirurgische Abteilung in mir auf und ich dachte ein wenig besorgt: Wenn der wüsste!

Die körpereigene Wachstumshormonproduktion nimmt mit dem Alter ab. Das ist mitunter ein Grund, warum sich auch die Körperzusammensetzung bei alten Menschen verändert. Tendenziell nehmen wir mit dem Älterwerden an Fett zu und an Muskeln ab. Das bedingt, dass unser Energiegrundbedarf, der ja zum Teil über unseren Muskelanteil bestimmt wird, abfällt. Wenn wir das missachten, nehmen wir im Alter zu, obwohl wir nicht mehr essen als früher. Wir müssen darauf achten, unseren Lebensstil an unser Alter anzupassen. Nur so kann es uns gelingen, lange zu leben und gesund zu altern. Ein wichtiger Schritt in diese Richtung ist es, möglichst lange ausreichend mit GH unterstützt und versorgt zu bleiben. Um die eigene GH-Produktion anzukurbeln, gibt es eine Vielzahl von Ansätzen:

- Es ist schon länger bekannt, dass Übergewicht zu einer Abnahme der körpereigenen Wachstumshormonproduktion führt. Geringes Körpergewicht, sprich schlank zu sein, ist somit wichtig für eine ausreichende Hormonproduktion.
- Die GH-Ausschüttung erfolgt in Impulsen über den ganzen Tag verteilt. Diese Episoden sind teilweise an den Schlaf gebunden, denn Anzahl und Amplitude der Hormonausschüttung nehmen in den Tiefschlafphasen zu. Ausreichender Schlaf stellt somit einen wichtigen Einflussfaktor dar. Durch den nächtlichen Anstieg von Bindungsproteinen (IGFBP) kommt es reflektorisch zu einer gesteigerten GH-Sekretion.
- Auch die Faktoren Nahrungsaufnahme, Stress, körperliche Aktivität und Hunger beeinflussen unsere GH-Produktion.
- Sind Menschen jedoch massiv stressbelastet, kommt es zur vermehrten Ausschüttung des Hormons Corticotropin Releasing Factor (CRF), wodurch die GH-Produktion unterdrückt wird. Somit ist bei Stress in hohem Ausmaß wieder mit negativen Auswirkungen zu rechnen.
- Eine der Maßnahmen, die wir ergreifen sollten, um die GH-Sekretion zu erhöhen, ist das Einhalten von Essenspausen. Diese Regel ist eine der allerwichtigsten! Durch das strikte Meiden von Zwischenmahlzeiten – und damit ist auch der Verzicht auf Obst, Säfte und sonstige Snacks zwischendurch gemeint – fällt der Blutzucker unter ein gewisses Niveau, was zu einer reflektorischen Ausschüttung von Wachstumshormonen führt.

Da GH schubweise über den gesamten Tag verteilt freigesetzt wird, kann man durch eine einmalige Blutuntersuchung nur beschränkte Informationen über die tatsächliche Wachstumshormonausschüttung erhalten. Die einzig sinnvolle Laboruntersuchung, um die körpereigene GH-Produktion zu beurteilen, ist deswegen die Bestimmung des stabilen und repräsentativen Wertes IGF-1 (Insulin-like growth factor 1).

Schlanksein ist immer wieder wichtig!

Die Adipositas ist in vielen Fällen mit einem Wachstumshormonmangel vergesellschaftet. Neueste Studienergebnisse lassen zudem vermuten, dass niedrige Wachstumshormonwerte auch mit einem erhöhten Erkrankungsrisiko, unter anderem für Krebserkrankungen, verbunden sind.

Das GH-Mangel-Syndrom ist ein klar definiertes klinisches Bild und kann mit einer zentralen Fettsucht, Dyslipidämien (nachteilige Veränderungen der Blutfette), Hypertonie (Bluthochdruck), einer Abnahme der Muskelmasse, einem Verlust an Knochendichte und einer Einschränkung der Lebensqualität einhergehen. Außerdem äußert sich ein Mangel oft in Form chronischer Abgeschlagenheit, eines Libidoverlusts und einer beschleunigten Hautalterung. Bei einem manifesten Wachstumshormonmangel kann eine Substitutionstherapie die Beschwerden in den meisten Fällen deutlich lindern.

GH und Übergewicht

Übergewicht wird mit einer Vielzahl endokriner und metabolischer Störungen assoziiert. Zu diesen gehören unter anderem ein Wachstumshormonmangel und eine Störung des Kohlenhydratstoffwechsels, die man als Insulinresistenz bezeichnet. Bei einer Insulinresistenz kommt es zu einem abnormen Ansprechen der Zielzellen auf das Hormon Insulin. Wissenschaftliche Untersuchungen haben ergeben, dass Übergewichtige häufig unter einer gestörten Ansprechbarkeit auf GH-Stimulationsreize leiden. Die genaue Rolle des Wachstumshormons bei Übergewicht ist noch nicht restlos geklärt. Wir verfügen jedoch über eine Reihe punktueller Erkenntnisse:

- Bekannt ist, dass ein primärer GH-Mangel zu einer Zunahme des Körperstammfetts führen kann. Umgekehrt wird ein Übermaß an Organfett (viszerales Fett) für einen verminderten GH-Blutspiegel verantwortlich gemacht. Wenn Übergewichtige abnehmen, normalisiert sich in der Regel auch der erniedrigte GH-Spiegel wieder.

- Aus verschiedenen Studien wissen wir, dass sich die externe Zufuhr von GH positiv auf die Lipolyse und damit den Körperfettgehalt auswirkt. Diese Wirkung scheint sich jedoch nur bei einem bestehenden Mangel zu zeigen und die Verabreichung von GH kann auch nur bei defizitären Zuständen befürwortet werden.

- Hohe IGF-1-Werte sprechen für eine ausreichende GH-Produktion und erhöhen gleichzeitig die Serumtestosteronkonzentration. Diese Konstellation bietet die besten Voraussetzungen für ein gesundes und schlankes Leben. Liegt IGF-1 im Blut in ausreichenden Mengen vor, erkennt der Körper das Signal und reduziert die GH-Produktion. Diese beiden Parameter befinden sich somit in einem Feedback-Regelkreis.

- IGF-1 stimuliert zusätzlich auch die Aktivität des Enzyms Aromatase, was zu einer vermehrten Umwandlung von männlichen Hormonen in weibliche führt. Da dieses Enzym über den Insulin-IGF-1-Weg vermehrt ausgeschüttet wird, kann eine kohlenhydratreiche Ernährungsweise eine Gewichtszunahme besonders begünstigen.

Der Fettstoffwechsel kann bereits durch einzelne Wachstumshormon-Peaks aktiviert werden. Somit ist es besonders wichtig, dass wir unseren Lebensstil darauf ausrichten, durch gezielte Aktionen solche Sekretionsspitzen auszulösen.

Dies gelingt allen voran durch regelmäßige körperliche Betätigung in Form sportlicher Aktivitäten, durch Verzicht auf Zwischenmahlzeiten, durch das Vermeiden abendlicher Kohlenhydrataufnahme sowie durch Sicherstellung regelmäßiger Tiefschlafphasen.

Immer wieder werde ich nach weiteren Möglichkeiten gefragt, um die körpereigene Wachstumshormonproduktion zu optimieren. Jüngste Studien aus dem Bereich der Vitalstoffmedizin zeigen hierzu interessante Zusammenhänge. So führt die Einnahme der Aminosäuren L-Arginin und L-Glutamin zu einer Unterdrückung des Hormons Somatostatin. Dieses ist wiederum für eine Hemmung der GH-Produktion verantwortlich. Außerdem stellt L-Arginin das Substrat für die körpereigene Wachstumshormonproduktion dar und wirkt somit gleich auf zwei Wegen unterstützend.

Dicker Bauch oder lieber großer Po?

Jeder Mensch hat seine persönlichen Problemzonen und beneidet andere, die an diesen Stellen makellos erscheinen. Egal, wie man es dreht und wendet – dick zu sein, empfinden die meisten von uns als störend. Unser „Speck" ist, egal an welchen Körperstellen, einfach unbeliebt und lästig. Aus medizinischer Sicht macht es jedoch einen großen Unterschied, an welchen Stellen sich das überschüssige Körperfett anlegt.

Während bei Frauen primär Po und Beine betroffen sind, was gesundheitlich weniger problematisch ist, laufen wir Männer eher Gefahr, unsere Gesundheit zu riskieren. Denn bei uns setzt sich das Fett in typisch geschlechtsspezifischer Weise vorranging am Bauch an. Erst in der Postmenopause neigen auch Frauen verstärkt dazu, am Bauch Fett anzulagern. Bis dahin ist das Risiko für Frauen, einen Herzinfarkt oder Schlaganfall zu erleiden, deutlich geringer als bei Männern. Das „Gleichziehen" beim Auftreten von Herz-Kreislauf-Erkrankungen wird auf hormonelle Veränderungen im Rahmen des Wechsels und die damit einhergehende Fettumverteilung zurückgeführt. Tritt die Entwicklung eines Bäuchleins schon bei jungen Frauen auf, ist dies für gewöhnlich nicht hormonell, sondern schlicht durch eine übermäßige Nahrungsaufnahme verursacht. Denn das für die Vermehrung des Bauchfetts zuständige Enzym wird freilich auch durch ein Zuviel an Nahrung in seiner Aktivität gefördert.

Wenn Menschen Abdominalfett verlieren, verbessert sich in den meisten Fällen auch die Sensitivität des Hormons Insulin und damit die Fähigkeit, erhöhte Blutzuckerwerte zu regulieren.

Fett macht fett – und krank!

Je höher der Körperfettanteil, desto größer das Risiko für Stoffwechselstörungen und andere Krankheiten. Das Heimtückische daran ist: Es handelt sich um einen Teufelskreis. Denn Fettgewebe ist ein stoffwechselaktives Organ. Es produziert Hormone, verbraucht dabei aber keine Energie. Östrogene stimulieren den Aufbau von Fettgewebe – und das Fett fördert im Gegenzug die Östrogenbiosynthese. Das liegt daran, dass durch die Zunahme an Adipozyten (Fettzellen) die Aktivität des Enzyms Aromatase steigt, was zu einer vermehrten Umwandlung von Testosteron zu Östrogen führt. Dadurch nimmt die Anzahl der Östrogenrezeptoren in den Adipozyten zu, was wiederum in einer verstärkten Östrogenwirkung resultiert. Ein bestehender Östrogenüberschuss hat ein Ungleichgewicht unter den weiblichen Hormonen zur Folge: Statt des „guten" 2-Hydroxyestron entsteht vermehrt „schlechtes" 16-Hydroxyestron.

Adipozyten sezernieren Zytokine, das sind sogenannte Entzündungsmediatoren. Diese besitzen wichtige immunmodulatorische Aufgaben und sorgen für den natürlichen Zelluntergang (Apoptose). Zu den Zytokinen gehört unter anderem der Tumor-Nekrose-Faktor-α (TNF-α), der auch im Rahmen der Insulinresistenz und bei der Entstehung von Krebserkrankungen (Kanzerogenese) eine bedeutende Rolle spielt. Zytokine stimulieren auch den gesundheitsgefährdenden Faktor NF-kappa-B und werden mit der entzündungsfördernden Prostaglandinsynthese in Verbindung gebracht.

Diese Beispiele zeigen auf, wie wichtig es ist, dass unser Körperfettanteil generell im normalen Bereich liegt. Wer darüber hinaus an den falschen Stellen zunimmt wie etwa am Bauch, sollte noch achtsamer sein. Schon aus diesem Grund ist der allseits bekannte Body-Mass-Index (BMI) völlig ungeeignet, eine Aussage über das Körperfett zu treffen, und sollte daher auch nicht mehr als Richtgröße herangezogen werden. Bioelektrische Impedanzanalysen ermöglichen die Messung der Körperzusammensetzung und damit eine wesentlich genauere Risikoevaluation.

Durch heilsame Nahrung zur Hormonbalance

Die in verschiedenen Lebensmitteln enthaltenen Pflanzenstoffe können unsere Östrogene beeinflussen. Dazu gehören unter anderem Flavone, Indole und einige Bienenprodukte. All diese besitzen antiöstrogene Eigenschaften. Das bedeutet, sie können in den Östrogenhaushalt regulativ eingreifen beziehungsweise den Östrogenspiegel im Blut senken.

- Diindolylmethan (DIM), eine aktive Komponente aus Brokkoli, Blumenkohl und anderen Kohlsorten, ist in der Lage, die Entstehung des „schlechten" 16-Hydroxyestron zu hemmen.
- Apigenin, das in der Passionsfrucht oder der Kamille zu finden ist, blockiert die Aktivität der Aromatase, eines Enzyms, das männliche Hormone in weibliche konvertiert und dadurch die Körperfettzunahme begünstigt.
- Eine ähnliche Wirkung hat Galangin aus dem Harz der Bienen. Die bekannten und sehr gut untersuchten Omega-3-Fettsäuren gehören ebenfalls zur Gruppe der natürlichen Östrogenhemmer.
- Neben der Yamswurzel, die durch ihre gestagenartige Wirkung als Gegenspieler der Östrogene angesehen werden kann, finden wir auch noch zahlreiche andere hormonelle Regler in allen Kohlgemüsesorten.

Schon aus dieser kurzen Auflistung wird ersichtlich, dass wir die Ausschüttung von Hormonen durch die gezielte Auswahl von Nahrungsmitteln beeinflussen können.

Stress macht dick!

Wer in seinem Leben zu viel negativen Stress zulässt, muss mit Konsequenzen rechnen. Unsere beiden Nebennieren sind die Organe, die uns dafür je nach Bedarf mit den notwendigen Hormonen versorgen. Blutbefunde zeigen deutlich: Wer chronisch überlastet ist, benötigt und produziert mehr Stresshormone. Zu den bekanntesten zählen die Katecholamine Adrenalin und Noradrenalin, die beide im Nebennierenmark ausgeschüttet werden, sowie das Glukokortikoid Kortisol aus der Nebennierenrinde.

Obwohl Kortisol für uns lebenswichtig ist, hat es eine ambivalente Wirkung. Aufgrund seiner Kehrseite ist seine vermehrte Produktion für uns nicht selten mit unerwünschten Nebenwirkungen verbunden. Ein erhöhter Kortisolspiegel geht in vielen Fällen mit einer Gewichtszunahme einher. Dementsprechend berichten Patienten häufig, wie sie in stressbelastenden Lebensphasen erfolglos versucht haben abzunehmen oder grundlos an Gewicht zunahmen. Das erklärt sich wie folgt: Einerseits ist der Körper in gestressten Situationen bemüht, kurzfristig Energie bereitzustellen, andererseits versucht er aufgrund der Bedrohung, die mit Stress verbunden ist, auch Reserven zu schaffen. Gravierend kommt hinzu, dass die Ausschüttung von Stresshormonen Appetit auf schnell verfügbare Energie macht – und um einen solchen Heißhunger zu stillen, greifen wir vorzugsweise nach Zucker und Fett. So ist es nicht verwunderlich, dass chronisch gestresste Menschen oft zunehmen. Zudem legen sie insbesondere am Bauch zu, da sich in dieser Region eine große Zahl an Glukokortikoidrezeptoren befindet.

Kortisol kann obendrein nicht nur eine Gewichtszunahme begünstigen, sondern durch seine katabole Wirkung auch zu einem Verlust an Magermasse führen. Diese ungünstige Konstellation wird zur Herausforderung in oft schon schwierigen Lebensphasen. Versuchen Sie deswegen, immer im Gleichgewicht zwischen Belastung und Entlastung zu bleiben. Lassen Sie Stress nicht ihr Leben dominieren und Ihre Figur ruinieren!

Zwischen den „Paaren" muss es funktionieren!

Um gleich vorweg mögliche Missverständnisse auszuschließen: Die männlichen Hormone (Androgene) gehören zur Frau genauso wie die weiblichen Hormone (Östrogene) zum Mann. Wir alle produzieren beide und brauchen auch beide. Zusätzlich agieren Hormone im Körper sehr oft paarweise. Das bedeutet, dass ein Hormon häufig die Wirkung eines anderen antagonisiert. Die Gegenspieler des Kortisols finden wir im Gelbkörperhormon Progesteron und in dem männlichen Hormon Dihydroepiandrostendion (DHEA).

Progesteron entsteht bei der Frau größtenteils im Rahmen des monatlichen Eisprungs. DHEA wird – so wie das Kortisol – in der Nebennierenrinde produziert. DHEA gehört zu den anabolen Hormonen. Neben seinem Einfluss auf den Fett- und Muskelmetabolismus verfügt es über einen kardioprotektiven Effekt, indem es den Energiefluss hemmt und die ATP-Produktion in den Mitochondrien vermindert. Wegen dieser besonderen Wirkung ist DHEA auch für die Well-Aging-Medizin sehr interessant. Weiters kann DHEA effektiv in den Fettstoffwechsel eingreifen. Es blockiert das Enzym Glucose-6-Phosphat-Dehydrogenase, was in einem Abfall des NADPH und damit einer Hemmung der Lipogenese resultiert.

Wenn eine Frau in den Wechsel kommt, verändern sich ihre Hormone. In erster Linie stellen die Eierstöcke die Progesteronproduktion ein, da Ovulationen (Eisprünge) nur mehr unregelmäßig oder gar nicht mehr stattfinden. Dadurch verliert die Frau in der Menopause einen ihrer Kortisolantagonisten. Mit der Zeit stellen die Eierstöcke die Östrogen- und schließlich auch die Androgenproduktion gänzlich ein.

In diesem Zusammenhang nimmt bei der reiferen Frau in der Postmenopause und manchmal auch schon früher auch die DHEA-Produktion der Nebennierenrinde ab. Dieser Mangel an männlichen Hormonen führt oft zu einem Missverhältnis zwischen dem DHEA und dem Kortisol zugunsten des Kortisols. Aus diesem Grund nehmen Frauen in der Postmenopause beziehungsweise junge, besonders stressbelastete Frauen häufig aus ihnen unerklärlichen Gründen am Bauch zu.

Androgene und Stress vertragen sich nicht

Androgene erfüllen viele verschiedene Aufgaben in unserem Körper. Als anabole Hormongruppe sind sie nicht nur für den Erhalt von Muskulatur, Knochen, Sehnen, Bändern und Bindegewebe von Bedeutung, sondern sie beeinflussen auch maßgeblich die Libido, die Stimmungslage, den allgemeinen Antrieb und auch den Fettstoffwechsel. Sowohl das Testosteron als auch seine aktive Form, das Dihydrotestosteron (DHT), stimulieren ein Enzym namens Adenylatzyklase, das für die Fettverbrennung (Lipolyse) in unserem Körper zuständig ist.

Normalerweise lässt die Produktion der männlichen Hormone erst im höheren Lebensalter nach. Es kommt jedoch nicht selten vor, dass Menschen, die unter dem Verdacht eines Burn-out-Syndroms stehen oder sich mitten in einer Lebenskrise befinden, auch unabhängig vom Lebensalter unter einem Mangel an männlichen Hormonen leiden. Dieser Mangel äußert sich bei den Betroffenen meistens in Antriebs- und Energielosigkeit, Stimmungsschwankungen, Störungen der Sexualfunktionen und einer unbegründeten Gewichtszunahme.

Bei einem Androgendefizit stehen dem Körper durch die verminderte Lipolyse weniger freie Fettsäuren zur Verfügung. Dies kann zu Heißhungergelüsten nach einfachen Kohlenhydraten und Fetten führen. Der Mangel an männlichen Hormonen kann auch einen Verlust von Muskulatur nach sich ziehen, was sich wiederum nachteilig auf den Energiegrundbedarf auswirkt.

Daraus wird ersichtlich, dass wir in Überbelastungssituationen nicht nur dazu tendieren, uns schlechter zu ernähren, hastiger zu essen, weniger zu trinken und weniger Sport zu betreiben, sondern zusätzlich auch unseren Hormonhaushalt negativ beeinflussen. Bei Frauen münden stressbedingte Hormonstörungen oftmals in Zyklusunregelmäßigkeiten, was die allgemeine Gesamtsituation weiter verschlechtert.

Das oberste Gebot muss also lauten, nicht nur den Belastungen des Lebensalltags die Stirn zu bieten, sondern durch den richtigen Lebensstil dafür Sorge zu tragen, dass auch Entlastung stattfinden kann. Ohne Gesundheit kein Leben! Das dürfen wir niemals vergessen!

Insulin

Die Anzahl der Zuckerkranken steigt Jahr für Jahr stetig an und die Prognosen für die Zukunft sind beängstigend. Wie wir wissen, ist die Entstehung des Diabetes immer mit einer Störung des Insulinhaushaltes verbunden. Das Hormon Insulin ist für uns lebenswichtig. Diese Erkenntnis relativiert sich allerdings, wenn es um den Einfluss des Insulins auf unsere Figur geht.

Der Name des Peptidhormons Insulin kommt von den Inselzellen des Pankreas (Bauchspeicheldrüse), in dem es gebildet wird. Insulin reguliert die Aufnahme von Glukose (Zucker) in die Körperzellen und wirkt dadurch blutzuckersenkend.

Kohlenhydrate, die wir in Form von Zucker, Brot, Nudeln, Reis, Kartoffeln, Teigwaren oder zuckerhaltigen Getränken zu uns nehmen, gelangen sehr schnell als Glukose in den Blutkreislauf. Der Zucker im Blut dient als Energielieferant für Gehirn und Muskulatur. Allerdings wird Blutzucker nur in geringen Mengen toleriert. Steigt er über ein gewisses Niveau, wird Insulin produziert, das dafür sorgt, dass der Zuckerüberschuss in Leber oder den Muskeln als Glykogen gespeichert wird. Die Wirkung von Insulin wird dabei über dessen Bindung an Insulinrezeptoren auf der Oberfläche von Leber-, Muskel- und Fettzellen vermittelt. Der Blutzuckerspiegel und die Insulinsekretion beeinflussen sich somit wechselseitig im Sinne eines Regelkreises.

Glykogen entsteht durch die Vereinigung von zwei Molekülen Glukose und stellt dessen Speicherform dar. Die Aufnahmefähigkeit der Glykogenspeicher ist auf wenige hundert Gramm beschränkt. Alles, was wir darüber hinaus an Kohlenhydraten aufnehmen, wird direkt in den Fettzellen eingelagert. Insulin führt damit auch zu einer Steigerung der Triglyceridsynthese in der Leber und dem Fettgewebe.

Bei kohlenhydratreicher Kost bedarf es weder großer Mengen noch dauert es lange, bis die Glykogenspeicher gefüllt sind. Die Energiebereitstellung durch zuckerhaltige Lebensmittel, zu denen beispielsweise auch Brot gehört, geht also relativ schnell und einfach vonstatten. Leider leben viele Menschen in dem Irrglauben, einen Schaden oder Nachteil zu erfahren, wenn sie nicht genug Kohlenhydrate zu sich nehmen. Man möge mich bitte nicht falsch verstehen.

Ich bin keineswegs darauf aus, Kohlenhydrate generell zu verteufeln. In der richtigen Form zugeführt, stellen sie eine wichtige und wertvolle Komponente unseres Speiseplans dar. Jedoch ist auch in diesem Fall die Menge das Entscheidende! Zudem finden vehemente Verfechter der „no carb"-Diät sogar ganz ohne Kohlenhydrate ihr Auslangen und erfreuen sich bester Gesundheit. Ein Mangel an Eiweiß und den richtigen Fetten hätte weitaus schlimmere Folgen.

Der natürliche Gegenspieler des Insulins heißt Glukagon. Zur Energiegewinnung initiiert Glukagon die Freisetzung von Fettsäuren aus den Fettzellen der Körperfettdepots. Damit ist dieses Hormon ein willkommener Verbündeter im Kampf um weniger Körperfett.

Solange die Bauchspeicheldrüse Insulin produziert, kann aber kein Speicherfett freigesetzt werden. Erst wenn der Insulinspiegel wieder fällt, wird zwecks Energiebereitstellung Glukagon ausgeschüttet. In der Folge werden zuerst die vorhandenen Glykogenspeicher aufgebraucht. Sind diese Speicher geleert und benötigt der Körper weiterhin Energie, beginnt nun auch die „Fettverbrennung".

Mit diesem Wissen lässt sich eine Überlegung anstellen, aus der sich eine meiner „drei goldenen Regeln" für mich und meine Beratungstätigkeit ableiten lässt:

Viele Ernährungsexperten empfehlen fünf bis sechs kleinere Mahlzeiten pro Tag. Wenn man dieser Empfehlung folgt, vermag man zwar – die richtige Lebensmittelwahl vorausgesetzt – den Blutzuckerspiegel auf einem gewissen Niveau einigermaßen stabil zu halten, jedoch bedeutet dies, über den ganzen Tag gesehen, einen insgesamt relativ hohen Insulinspiegel. Das heißt, der Stoffwechsel läuft sozusagen ständig im „Nicht abnehmen"-Modus. Ebenso bedingt es eine permanente Beanspruchung der Bauchspeicheldrüse – und Organe, die andauernd gefordert werden, laufen Gefahr zu „verschleißen". Und schließlich ist jede Nahrungsaufnahme mit einer starken Auf- und Abwärtsbewegung der Insulin- und Blutzuckerkurve verbunden, die unsere Gesundheit und unser Wohlbefinden belastet. Insbesondere die Steuerung dieses Kurvenverlaufes ist essenziell und liegt in unserer Hand. Ein gezieltes und durchdachtes Essverhalten erweist sich dabei als nützliches Werkzeug im Kampf gegen Übergewicht und zum Erhalt unserer Gesundheit. In diesem Zusammenhang sei auch nochmalig auf die proinflammatorische Wirkung des Insulins hingewiesen. Neuere Erkenntnisse zeigen, dass Insulin neben seinen schon länger bekannten positiven Eigenschaften auch entzündungsfördernde Wirkungen mit sich bringt. Entzündungen, die in weiterer Folge Zellschäden verursachen, unsere Gesundheit gefährden beziehungsweise Krankheiten auslösen können.

Aus all diesen Gründen rate ich dringlich davon ab, viele kleine Mahlzeiten zu sich zu nehmen. Meiner Überzeugung nach ist es von besonderer Bedeutung und großem Nutzen, strikt auf jede Form von Zwischenmahlzeiten zu verzichten, um den Blutzuckerspiegel zwischen den drei Hauptmahlzeiten auf ein Niedrigstniveau abfallen zu lassen. Das bedeutet, auf jede Art von „Zucker zwischendurch" zu verzichten, was nicht nur den Griff in die Naschlade betrifft, sondern auch Fruchtsäfte, Obst oder Kaffee mit Milch und Zucker.

Dadurch können wir nicht nur unnötige und oft „vergessene" Kalorien einsparen, sondern auch unserer Bauchspeicheldrüse eine Verschnaufpause gönnen. Zugleich lenken wir unseren Hormonhaushalt in eine Richtung, die uns eine Gewichtsabnahme erleichtert. Leichter werden – so einfach geht's!

Serotonin und Melatonin – Botenstoffe des Glücks und des seligen Schlafes

Der Botenstoff Serotonin wird aus der Aminosäure L-Tryptophan gebildet und kann im Blutserum nachgewiesen werden. Er erfüllt im Wesentlichen drei Aufgaben: Es sorgt für gute Laune, stillt als Appetitzügler den Hunger und sorgt als Substrat für die Melatoninsynthese für ausreichend Schlaf. Serotoninmangel ist keine Seltenheit und macht sich in den meisten Fällen sehr unangenehm bemerkbar. Obwohl L-Tryptophan über die Nahrung meist ausreichend zugeführt wird, kann eine Verabreichung seiner aktiven Form, des 5-Hydroxy-Tryptophans (5-HTP), etwaige Defizite rasch beheben. Dieses wird in Kapselform vor dem Zubettgehen eingenommen, um die physiologische Serotoninproduktion zu unterstützen. Ein Mangel an

Serotonin kann sich auch negativ auf die Schilddrüse auswirken, da diese ebenso auf Stimulation durch diesen Botenstoff angewiesen ist. Melatonin ist nicht nur als Schlafhormon, sondern auch wegen seiner eindrucksvollen alterspräventiven Eigenschaften bekannt. Es steht in engem Zusammenhang mit dem Botenstoff Serotonin, aus dem Melatonin im sogenannten Pinealorgan produziert wird. Die Melatoninbestimmung aus dem Blut gestaltet sich schwierig. Deswegen erfolgt diese aus dem Harn. Melatonin beeinflusst die selenabhängige Glutathionperoxidase und hat keine prooxidative Potenz, wodurch es über eine ausgezeichnete antioxidative Kapazität verfügt. Weiters senkt es den Blutdruck, erniedrigt die Körperkerntemperatur und verlangsamt den Stoffwechsel. Diese Eigenschaften machen Melatonin zu einem „Well-Aging-Klassiker".

Bei vorliegendem Mangel kann auch Melatonin in Kapselform ergänzt werden. Eine Maßnahme, die sich etwa Piloten gegen Jetlagbeschwerden gerne zunutze machen.

Hormone sind lebenswichtige Botenstoffe, die in unserem Körper zahlreiche Aufgaben erfüllen. So unterschiedlich wie die Orte ihrer Produktion zeigt sich auch ihr Wirkungsspektrum. Viele Hormone stehen in engem Zusammenhang miteinander, beeinflussen sich gegenseitig und sind permanenten Schwankungen unterworfen. Dieses komplexe Netzwerk macht unser Hormonsystem zu etwas Einmaligem. Hormone gewährleisten nicht nur die Fähigkeit, uns fortzupflanzen, sondern sind auch Regulatoren der Figur, der Stimmungslage, des Schlafverhaltens und zahlreicher anderer Stoffwechselprozesse. Neben den typischen hormonproduzierenden Organen wie der Schilddrüse spielt auch das Fettgewebe eine bedeutende Rolle. Abgesehen von jenen hormonellen Störungen, die in der Regel ohne unser Mitwirken auftreten, beeinflusst unser Lebensstil das endokrine System entscheidend. Ernährung, körperliche Betätigung und auch die Zusammensetzung unserer Körperkompartimente stellen diesbezüglich wichtige Einflussfaktoren dar. Wir haben es somit zum Teil selbst in der Hand, ob wir unseren Hormonhaushalt auf positive oder negative Art und Weise beeinflussen.

Ernährung
und
Gewicht

Laut WHO essen die Menschen in den Industrienationen heute im Vergleich zu vor 50 Jahren durchschnittlich um 600 kcal mehr pro Tag und bewegen sich gleichzeitig weniger. Eine Rechnung, die nicht aufgehen kann!

In Deutschland sind rund 16 Millionen, in Österreich knapp 900.000 Menschen krankhaft fettleibig. Das ist die aktuelle Bilanz unseres Ernährungsverhaltens. Kein Ergebnis, für das wir uns gegenseitig auf die Schulter klopfen und gemeinsam auf ein Bier gehen wollen.

Etwa die Hälfte aller Mitteleuropäer ist mit ihrem Körpergewicht unzufrieden. Kein Wunder, wo doch fast jeder Zweite übergewichtig ist! Oder ist es für manche gar eine Erleichterung, dass sie nicht ganz alleine sind mit ihrem Gewichtsproblem? Doch von „Erleichterung" darf in diesem Zusammenhang wirklich nicht die Rede sein. Wir legen unaufhörlich an Masse zu – und das hat gravierende gesundheitliche Folgen.

Eines ist klar: Hier und jetzt muss etwas geschehen! Wir brauchen eine Veränderung! Schluss mit den Ausreden, den Entschuldigungen und dem Selbstmitleid. Es liegt in unserer Hand. Es geht um unsere Gesundheit, um unser Leben! Sie finden meine Ausdrucksweise theatralisch? Ich sage: Schluss mit dem Theater! Übernehmen wir wieder Eigenverantwortung!

Essen ist etwas Wundervolles! Nicht nur wegen des Genusses, des Geschmackserlebnisses, des Geselligen oder des befriedigenden Bauchgefühls – ja, selbstverständlich auch deswegen. Aber besonders wegen der vielen gesundheitlichen Möglichkeiten, die uns die Nahrung bietet. Abgesehen davon, dass wir über den Verzehr von Lebensmitteln Energie bekommen, die wir für das Funktionieren unserer Organe benötigen, versorgen wir uns durch die Auswahl der richtigen Produkte auch mit wertvollen Antioxidantien. Diese sind Voraussetzung für eine intakte Immunlage und ein gesundes Leben. Nicht ohne Grund sind unser Verdauungstrakt und unser Immunsystem eng miteinander verbunden. Im und um den Darm herum befindet sich nämlich ein großer Teil unserer Abwehrzellen.

Je besser wir uns ernähren, desto größer ist unsere Chance auf lebenslange Gesundheit. Nutzen wir diese Chance!

Judgement Day – der österreichische Ernährungsbericht

Im Jahr 2011 wurde erstmals nicht nur das Ernährungsverhalten der Österreicher erhoben, sondern auch Laboranalysen an Probanden vorgenommen, die einen entscheidenden Zusatznutzen für präventive Maßnahmen bedeuten sollen. Im Rahmen dieser im Auftrag des Bundesministeriums für Gesundheit durchgeführten Erhebungen wurden 1002 Personen untersucht. Das Resultat der Untersuchungen ist ernüchternd. Wir essen immer noch zu fett, zu süß, zu salzig, zu viel Fleisch und zu wenig Ballaststoffe. Obendrein essen wir immer noch zu wenig Obst und Gemüse.

Kurz gesagt, wir verzehren vom Schlechten zu viel und vom Guten zu wenig. Haben wir da alle irgendetwas falsch verstanden?

Aus dem Bericht geht auch hervor, dass vier von zehn Erwachsenen zu dick sind. Bei den Kindern verhält es sich nicht besser. Jedes vierte Schulkind ist zu dick, weil es zu viel isst und sich zu wenig bewegt. Warum sollten es unsere Kinder auch besser machen, wenn wir Erwachsenen es ihnen nicht anders vorleben?

Laut der Analyseergebnisse der Blutproben sollten Frau und Herr Österreicher vermehrt auf eine ausreichende Versorgung mit Vitamin D, Folsäure, Kalzium, Magnesium, Jod sowie Vitamin A und

Zink achten. Diese Mikronährstoffe lagen bei den Probanden im mangelhaften oder grenzwertigen Bereich.

Tatsächlich kann ich durch zahlreiche Messungen aus meiner Praxis bestätigen, dass viele Menschen mit Vitalstoffen unterversorgt sind. Speziell ein Vitamin-D-Mangel ist in den Herbst- und Wintermonaten bei etwa acht von zehn Patienten nachweisbar. Auf das Thema Vitamin-D werde ich später noch genauer eingehen.

Osteoporose, Alter und Gewicht

Gegenwärtig wird das alte Konzept, laut dem sich Übergewicht eher vorteilhaft auf unsere Knochen auswirken soll, wieder aufgegeben. Versuche an Mäusen, die mit extrem fettreicher Nahrung in die Adipositas gefüttert wurden, zeigten einen Anstieg der Knochenresorptionsparameter. Das erhöht die Gefahr, an Knochendichte zu verlieren. Osteoporose geht mit einem erhöhten Risiko für Knochenbrüche, Immobilität und einer erhöhten Gesamtmortalität einher und sollte mit allen Mitteln verhindert werden. Schlanksein scheint also auch für den Erhalt unserer Knochenmasse von entscheidender Bedeutung.

Der tägliche Energiebedarf nimmt bereits ab dem 50. Lebensjahr signifikant ab. So sollten Frauen ab diesem Zeitpunkt ihre Tageskalorienmenge um etwa 300 kcal und Männer um 400 kcal einschränken. Mit zunehmendem Lebensalter verlieren Menschen trotzdem ein wenig an Gewicht. Das hängt in den meisten Fällen aber nicht mit der Weisheit des Alters zusammen, sondern ist primär auf die Veränderung der Körperzusammensetzung zurückzuführen. Über die Jahre nimmt der Anteil an Magermasse ab. Damit büßen alte Menschen aber auch wertvolle Muskulatur ein, was sich in einer Einschränkung der Mobilität und einer Abnahme der Muskelkraft bemerkbar macht.

Die Körperzusammensetzung ist entscheidend

Nachfolgend eine Situation aus dem Badezimmer, die manchem bekannt vorkommen könnte: Es ist frühmorgens. Wir fürchten uns schon seit Tagen vor dem Showdown auf der Waage. Irgendwie fühlt sich alles ein bisschen wabbeliger und untrainierter an. Eine Gewichtszunahme scheint so sicher wie das Amen im Gebet. Doch dann Erleichterung, die jedoch von ein wenig Verwunderung begleitet wird. Wie geht das? Wir wiegen immer noch das Gleiche, obwohl wir in den letzten Wochen alle unsere üblichen Sporteinheiten geschwänzt und auch beim Essen zu oft über die Stränge geschlagen haben! Ein Wunder? Mitnichten.

Denn wo die Waage versagt, können uns Bioelektrische Impedanzanalysen (BIA) sehr wohl Aufschluss über die wahren Verhältnisse geben. Dabei handelt es sich um Messungen der Körperzusammensetzung, durch die man den Fett-, Muskel- und Wasseranteil des Körpers bestimmen kann. Durch diese Methode lässt sich genau bestimmen, woraus wir bestehen beziehungsweise welches Körperkompartiment im Überschuss, in normalem Ausmaß oder auch mangelhaft vorhanden ist.

Dass das Körpergewicht nicht immer aussagekräftig sein muss, geht auch aus einer umfassenden spanischen Studie mit über 6000 Teilnehmern hervor. Die durchgeführten BIA-Messungen ergaben, dass 29 % der Personen, die gemäß Body-Mass-Index (BMI) normalgewichtig waren, und 80 % der laut BMI Übergewichtigen einen Körperfettanteil aufwiesen, der die Kriterien der Adipositas erfüllte. Zudem trug auch bei Probanden mit normalem BMI ein zu hoher Körperfettanteil ein erhöhtes Risiko für kardiometabolische Ereignisse in sich.

Der Körperfettanteil scheint für unsere Gesundheit also die federführende Komponente darzustellen. Dabei ist Fett aber nicht gleich Fett. Das intraabdominelle Bauchfett gilt als besonders gefährlich und als großer Risikofaktor für die Entwicklung einer Insulinresistenz oder eines Diabetes.

Die Frage der Körperzusammensetzung ist auch im fortgeschrittenen Alter hoch relevant. Durch den Schwund an Muskelmasse mag zwar laut BMI kein Übergewicht festzustellen sein, der Körperfettanteil kann aber trotzdem im gesundheitsgefährdenden Bereich liegen.

Auch das vermeintliche Wunder aus der Badezimmerszene ist damit rasch erklärt: Natürlich haben wir durch die Nachlässigkeiten der jüngsten Wochen Körperfett angesetzt. Jedoch ging aufgrund der verringerten körperlichen Aktivität auch Muskelmasse verloren. Gewicht und damit der BMI blieben unverändert. Unsere Figur und unsere Gesundheit haben darunter aber sehr wohl gelitten.

Was ist wichtiger – was oder wie viel wir essen?

Im Jahr 1996 widmete sich der World Cancer Research Fund in London intensiv dem Thema „Ernährung und Krebs". Im Rahmen einer Überblicksarbeit fassten die Autoren die Ergebnisse aus 206 epidemiologischen Studien an Menschen und 22 Tierversuchen zusammen. Im Fokus der Wissenschaftler stand eine Frage, die sowohl Mediziner als auch Ernährungsexperten brennend interessiert: Kann man durch den Verzehr spezieller Lebensmittel sein persönliches Risiko für Krebserkrankungen reduzieren? Im Speziellen ging es dabei um die Sinnhaftigkeit des Verzehrs von Gemüse und Obst als Schutz vor Krebserkrankungen. Und kurz gesagt: Ja, es sieht ganz so aus, als gäbe es da einen Zusammenhang! Wie oft nun haben wir schon hochtrabende Titel wie „Die neue Anti-Krebs-Diät!" oder andere Gesundheits- und Heilversprechen in diversen Publikationen gelesen, die Anlass für überzogene oder falsche Hoffnungen gaben! Alles gelogen? Dürfen wir es diesmal glauben?

Wie in vielen anderen Bereichen der Wissenschaft gibt es auch hier noch viele offene Fragen. Warum Krebserkrankungen entstehen, ist in vielen Fällen unklar. Meistens handelt es sich dabei um ein multifaktorielles Geschehen, bei dem man einen Hauptschuldigen nur schwer ausfindig machen kann. Der Lebensstil – und dabei insbesondere die Ernährung – ist seit Langem als unverzichtbare Stütze im Kampf gegen Krankheiten anerkannt. Zahlreiche wissenschaftliche Publikationen untermauern die positiven Wirkungen gesunder Lebensmittel.

Auch aus einer finnischen Arbeit ging kürzlich hervor, dass Menschen, die überdurchschnittlich oft und viel Obst und Gemüse essen, statistisch gesehen seltener an Krebs erkranken. Von diesem protektiven Effekt profitieren vor allem Magen, Speiseröhre, Mundhöhle, Gebärmutter, Brust, Lunge, Bauchspeicheldrüse und Dickdarm.

Dies ist nur einer von vielen weiteren Hinweisen darauf, dass wir durch den regelmäßigen Verzehr von Gemüse und Obst das Risiko für Krebserkrankungen tatsächlich mindern können. Und dieser Schutzeffekt betrifft nicht nur Organe des Verdauungstraktes, sondern auch solche, die mit der Nahrungsaufnahme per se gar nicht in Verbindung stehen. Die gesundheitlichen Wirkungen einer bewussten Ernährung scheinen demnach sehr breit zu greifen. Und es kommt nicht bloß darauf an, nicht zuzunehmen. Wenn wir unsere Gesundheit erhalten wollen, ist ebenso wichtig, was wir essen!

Lebensmittelindustrie und -handel stellen heutzutage ein enorm reichhaltiges Angebot, aus dem wir wählen können. Diesbezüglich hört und liest man immer wieder, bevorzugt regionale und saisonale Produkte zu kaufen und zu konsumieren. Das ist prinzipiell auch richtig und gut so. Auch ich lege beim Einkaufen viel Wert auf ökologische Aspekte. Nichtsdestotrotz bin ich großer Fan einzelner Lebensmittel, auch wenn diese nicht aus heimischer Produktion stammen. Besonders der asiatische Raum kennt viele Nahrungsmittel, die seit Jahrtausenden für ihre positiven Gesundheitswirkungen bekannt sind. Inwieweit darf man in Kauf nehmen, dass es durch den Transport von Produkten zu einer zusätzlichen CO_2-Belastung unserer Umwelt kommt, nur weil man auf gewisse Lebensmittel nicht verzichten möchte? Diese Frage muss jeder für sich beantworten und mit seinem Gewissen vereinbaren. Lobenswert ist dieses Verhalten aber wohl nicht.

Trotzdem möchte ich Ihnen an dieser Stelle etwas über meine Lieblingsfrüchte erzählen, deren Genuss ich aufgrund ihrer einzigartigen Eigenschaften für höchst empfehlenswert halte. Es sind drei an der Zahl und sie haben ihren Ursprung in fernen Ländern. Es handelt sich dabei um die Acaibeere, die Gojibeere und die Mangostane.

Die Acaibeere

Die Acaibeere stammt ursprünglich aus Brasilien und ähnelt der uns bekannten Heidelbeere. Neben ihrer außerordentlich hohen Konzentration an Antioxidantien beinhaltet sie wertvolle Fettsäuren, einen hohen Gehalt an pflanzlichen Eiweißen sowie Ballaststoffe, Kalium, Eisen und Kalzium. Ihre gesundheitlichen Wirkungen sind gut belegt.

■ Eine Forschungsgruppe aus den USA wies im Rahmen einer Studie nach, dass der Konsum von Acaibeerensaft, der über einen hohen Gehalt an Anthocyaninen (Polyphenole) verfügt, zu einer bis zu 3-fach erhöhten antioxidativen Kapazität bei den Probanden führt.

■ Mitarbeiter des Department of Food Science and Human Nutrition in Florida konnten zeigen, dass die in Acai enthaltenen Polyphenole den Untergang von Leukämiezellen einleiten und somit zukünftig möglicherweise auch bei der Behandlung von Krebserkrankungen eine wertvolle Rolle spielen können.

In Deutschland und Österreich ist Acai meines Wissens nur in Form von Säften oder als Extrakt in Kapselform erhältlich.

Die Gojibeere

Die Gojibeere hat ihren Ursprung im Tibet-Himalayagebiet. Diese sehr nährstoffreiche Frucht weist eine charakteristische intensiv gelblichorange bis rote Farbe auf. Sie enthält 40-mal so viel Antioxidantien wie eine Orange und mehr B-Vitamine als jede andere Frucht. Zusätzlich enthalten Gojibeeren Mineralstoffe, Spurenelemente und viele andere Vitamine. Zu den bekannten Schlüsselwirkstoffen zählen die Lycium-Barbarum-Polysaccharide (LBP) und das Karotinoid β-Cryptoxanthin. In der traditionellen chinesischen Medizin (TCM) wurden die Beeren ursprünglich eingesetzt, um die Lust, die Potenz und die Fruchtbarkeit zu steigern. Das berühmte *Time Magazine* bezeichnete sie als eine Quelle von Lebensdauer und Energie.

Getrocknete Gojibeeren sind mittlerweile in vielen Lebensmittelgeschäften, in Reformhäusern und auf Märkten erhältlich. Zahlreiche Untersuchungen belegen die vielfältigen Wirkungen dieser „Wunderbeere".

- Im Rahmen einer Studie wurde 75 Krebskranken zusätzlich zur schulmedizinischen Behandlung Gojibeeren-Extrakt (LBP) verabreicht. Diese Therapieform wurde mit einer Gruppe verglichen, die ausschließlich Medikamente erhielt. Das Ergebnis zeigte, dass in der Gojibeere-Gruppe die Ansprechrate der Therapie wesentlich höherlag (40,9 % vs. 16,1 %).

- Eine weitere Studie berichtet über die positive Wirkung von LBP bei Östrogenrezeptor-positiven Brustkrebspatienten. Dabei bewirkte die Gabe von Gojibeeren-Extrakt eine verminderte Östrogenproduktion, was sich hemmend auf das Tumorwachstum auswirkte.

- Andere Arbeiten deuten darauf hin, dass Gojibeeren vor Leberschäden, einer Alzheimererkrankung und einer Makuladegeneration schützen können. Zusätzlich scheint auch der Blutdruck positiv beeinflusst zu werden.

- Im Jahr 2009 wurde im *Journal of Immunology* ein Experiment veröffentlicht, das sich mit der Wirkung der Gojibeere auf eine ganz spezielle Form der Krebstherapie befasst. Bei dieser als „dendritische Zelltherapie" bezeichneten Behandlung handelt es sich um eine Art Impfung, die das Immunsystem stimulieren soll. Wie sich zeigte, kann die Zugabe von LBP die Effizienz der dabei erzielten Immunantwort erhöhen.

- In einer randomisierten, placebokontrollierten Doppelblindstudie – das ist sozusagen die höchsten Qualitätsstufe einer wissenschaftlichen Untersuchung – wurde die Wirkung von Gojibeeren auf das allgemeine Wohlbefinden von Probanden untersucht. Die Ergebnisse belegen, dass der tägliche Konsum von LBP das subjektive Wohlbefinden, die psychische Stimmungslage und die Funktion des Magen-Darm-Trakts verbessern konnten.

- Laut weiteren Forschungsergebnissen können Gojibeeren auch zur Stabilisierung des Blutzuckerspiegels beitragen und auf diese Weise beim Abnehmen helfen.

Die Mangostane

Die Mangostane stammt ursprünglich aus Malaysien. Ihr Erscheinungsbild entspricht einer Mischung aus Litschi und Edelkastanie. Im angloamerikanischen Raum erfreut sie sich als Well-Aging-Frucht, wertvoller Energielieferant sowie als Mittel gegen chronische Müdigkeit und Abgeschlagenheit schon lange großer Beliebtheit. Die Schale der Frucht stellt eine äußerst reichhaltige Quelle antioxidativ wirksamer Polyphenole dar. Dabei handelt es sich um die Xanthone aus der Gruppe der Flavonoide. Um in den Genuss des gesundheitlichen Nutzens zu kommen, bietet es sich an, aus den Schalen ein Teegetränk zuzubereiten. Die wohl wertvollste Komponente des Inneren heißt α-Mangostin und ist in hoher Konzentration im Fruchtfleisch enthalten.

- In diversen Studien konnte gezeigt werden, dass die Mangostane die Leber vor Schädigungen schützen und zur Verhinderung von Metastasen bei Lungen- und Prostatakrebs beitragen kann.
- Als natürlicher Hemmer des Enzyms Cyclooxigenase–2 (COX-2) ist die Mangostane besonders für ihren Einsatz gegen Entzündungen und Schmerzen bekannt.
- Weiters werden der Frucht Wirkungen gegen Bakterien, Viren und Pilze, die Linderung von Magen-Darm-Beschwerden und eine Bedeutung als unterstützendes Hilfsmittel zur Verhinderung von Krebserkrankungen nachgesagt. Auch bei allergischen Reaktionen kann die Mangostane sinnvoll eingesetzt werden.

Ich bin überzeugt davon, dass diese drei Früchte unsere Gesundheit und unser Wohlbefinden auf eine überaus wertvolle Art und Weise unterstützen können. Ich persönliche nehme sie täglich als Fruchtextrakte in Form von Kapseln zu mir. Das Produkt, das ich dafür verwende, nennt sich „fruit punch".

Eine Botschaft, die ich hier jedoch ebenso deponieren möchte, lautet: Nicht alles, was gesund ist, muss unbedingt von weit her kommen! Auch einheimische Produkte haben viel zu bieten.

In den folgenden Kapiteln finden Sie sehr viel Wissenswertes in Sachen gesunde Ernährung – und ich hoffe, dieses Wissen wird Ihnen dabei helfen, die richtigen Entscheidungen für Ihre Gesundheit zu treffen.

Obst und Gemüse – altbewährt und unschlagbar!

Aufgrund über Jahre gesammelter wissenschaftlicher Erkenntnisse können wir gewisse Lebensmittel als besonders nützlich und gesundheitlich wertvoll einstufen – andere weniger. Zur ersteren Gruppe gehören unter anderem Rohkost, Gemüse mit schwefelhaltigen Verbindungen, Karotten, grünes Gemüse, alle Arten von Kohlgemüse, Tomaten und verschiedene Beeren.

Was macht Obst und Gemüse eigentlich so besonders wertvoll?

Es gibt zahlreiche Gründe, warum man sich überwiegend pflanzlich ernähren sollte. Obst und Gemüse sind basisch und wirken somit der in den Industrieländern weitverbreiteten sauren Ernährungsform entgegen. Sauer – im Sinn von säurehaltig – wird unsere Ernährung durch das viele Fleisch und die Unmengen an Zucker, die wir jeden Tag konsumieren. Außerdem liefern Obst und Gemüse viele verschiedene Antioxidantien, Vitamine, Spurenelemente und Ballaststoffe, aber nur sehr wenige Kalorien, was sie zu äußerst figurbewussten Lebensmitteln macht. Mit diesen Eigenschaften sind die gesundheitlichen Wirkungen aber noch lange nicht erschöpft.

Gerade die Vielzahl der darin enthaltenen sekundären Pflanzenstoffe macht diese Lebensmittel meiner Meinung nach zu etwas ganz Besonderem und Empfehlenswertem. Dazu zählen unter anderem Quercetin, Allicin, Isothiocyanate, Indole, Isoflavone, Saponine, Phytosterole, Lutein, Lycopin, verschiedene Flavonoide und viele mehr. Diese helfen uns dabei, gesund zu bleiben, bestehende Zellschäden zu reparieren, Stoffwechselprozesse zu optimieren und freie Radikale zu entschärfen. Wenn nicht anders verfügbar können Pflanzenstoffe auch als Extrakte in Kapselform zugeführt werden. Diese Maßnahme sollte aber stets selektiv durchgeführt werden und kann den regelmäßigen Genuss von Gemüse und Obst niemals ersetzen!

„Obst und Gemüse" oder „Gemüse und Obst"?

Eine absurde Frage? Ich denke nicht. Was ist denn nun wichtiger? Was ist gesünder? Obst? Oder Gemüse? In engem Zusammenhang damit steht die rege Diskussion um die Vor- und Nachteile des Fruchtzuckers, der unter anderem in Obst enthalten ist. Und diese Diskussion ist meines Erachtens nicht zu Unrecht entfacht – auch wenn sie keinesfalls etwas daran ändern kann, dass der Konsum von Obst höchst empfehlenswert ist.

In den letzten Jahren beschäftigten sich namenhafte Experten intensiv mit den Folgen und Gefahren, die mit einem übermäßigen Zuckerkonsum einhergehen. Die gewonnenen Erkenntnisse erweisen sich dabei als in steigendem Maß besorgniserregend. Die Mengen, in denen Zucker von uns allen verzehrt wird, müssen als ebenso gefährlich eingestuft werden wie der Konsum zu viel tierischer Fette. Selbst der im Obst enthaltene Fruchtzucker scheint dabei nicht weniger bedenklich zu sein als jede andere Zuckerform. Aus diesem Grund gilt es, auch dem Zucker in Früchten mit Bedacht und Maß zu begegnen. Als besonders gesundheitsgefährdend ist der hohe Fruchtzuckeranteil in Säften und Limonaden einzustufen. In den meisten Fällen wird dieser vom Konsumenten aber weder wahrgenommen noch in die tägliche Zucker- oder Kalorienbilanz eingerechnet. Mehrere Studien können mittlerweile beweisen, dass bei Menschen, die regelmäßig zuckerhaltige Getränke konsumieren, Übergewicht und Fettleibigkeit wesentlich öfter anzutreffen sind. Dieser Zusammenhang wird zu einem großen Teil dem „versteckten Zucker" in Flüssigkeiten zugeschrieben.

Worauf sollten wir nun achten? Es ist relativ simpel. Je süßer eine Obstsorte schmeckt, desto mehr Zucker liegt darin verborgen. Weintrauben, Bananen, Pflaumen, Mangos, Marillen, Nektarinen, Pfirsiche und Kirschen zählen zu den besonders beliebten Früchten. Warum? Richtig, weil gerade sie viel Zucker enthalten. Diese Feststellung soll nun keinesfalls dazu führen, dass Sie ab sofort nie mehr Trauben oder Marillen essen. Aber sie soll ein Bewusstsein dafür schaffen, dass auch manches Obst nicht unbeträchtliche Mengen an Zucker und Kalorien liefert. Deswegen sollte auch Obst nicht einfach so zwischendurch gegessen, sondern als Mahlzeit angesehen werden. Am Morgen zum Frühstück oder als gesundes Dessert eignen sich Früchte besonders gut. Auf diese Art sollten wir sie auch regelmäßig in den Speiseplan einbauen und bewusst genießen.

Wer Obst liebt, seinen Zuckerkonsum jedoch geringhalten möchte, sollte sich speziell auf die Beerenarten konzentrieren. Auch für Apfelliebhaber gibt es eine Lösung. Vertrauen Sie Ihrem Geschmackssinn! Testen Sie sich durch die verschiedenen Sorten und entscheiden Sie sich für diejenigen, die am wenigsten süß schmecken. Wie so oft im Leben geht es auch bei der Ernährung darum, Kompromisse zu finden, die man gerne eingeht.

Was nun die eingangs gestellte Frage anbelangt: Obwohl beides wichtig ist, gibt für mich der Fruchtzucker den Ausschlag. Meine Antwort lautet daher ganz eindeutig: Zuerst Gemüse, dann Obst!

Was die Aufnahme gesunder Nahrung bewirken kann, lässt sich oft nur auf biochemischer Ebene verdeutlichen. In einer italienischen Studie aus dem Jahr 2005, veröffentlicht in dem berühmten *British Journal of Nutrition*, wurden 27 Gemüsesorten und 15 verschiedene Kräuter auf deren Wirkungen untersucht. Das Hauptaugenmerk galt ihrer antioxidativen Kapazität, abgekürzt ORAC (oxygen radical antioxidative capacity). Damit bewertet man die Fähigkeit des Körpers, freie Radikale zu bekämpfen und unschädlich zu machen. Die Untersuchungen ergaben, dass man alleine durch den Verzehr eines grünen Salates mit einem Zitronen-Majoran-Dressing seine ORAC um 150 bis 200 % anheben kann.

Dies ist nur eines aus vielen Beispielen, das uns vor Augen führen soll, dass alles, was wir unserem Körper zuführen, irgendeine Reaktion in uns zur Folge hat. Durch die ausgewählten Nahrungsmittel liegt es in unserer Hand, ob es sich dabei um eine gesunde, entlastende oder ungesunde, belastende Reaktion handelt.

Tomaten lieber im Bauch statt auf den Augen

Aus der großen Auswahl an gesundem Gemüse möchte ich an dieser Stelle eine besonders empfehlenswerte Sorte herausgreifen, und zwar die Tomate.

Denn kürzlich veröffentlichten Wissenschaftler der finnischen Universität Kuopio im renommierten US-Journal *Neurology* sehr interessante Untersuchungsergebnisse. Sie fanden heraus, dass der in Tomaten enthaltene und bereits gut untersuchte sekundäre Pflanzenstoff Lycopin über noch mehr gesundheitliche Wirkungen verfügt als bisher angenommen. In der durchgeführten Studie wurden insgesamt 1000 Männer im Alter zwischen 46 und 65 Jahren auf deren Lycopingehalt im Blut untersucht. Die Probanden mit den höchsten Werten hatten im Vergleich zu denen mit den niedrigsten ein um bis zu 55 % niedrigeres Schlaganfallrisiko.

Dabei ist es hilfreich, zu wissen, dass unser Körper Lycopin aus gekochten Tomaten wohl besser aufnehmen kann als aus der rohen Variante. Lassen Sie sich deswegen aber nicht davon abhalten, Tomaten auch in ihrer natürlichen Form zu essen. Der Unterschied ist nicht wesentlich. Wer sich für Tomaten gar nicht begeistern lässt, kann auch auf Grapefruit, Papaya, Wassermelone oder Guave als Lycopinquellen zurückgreifen.

Wir brauchen eine neue Tellerordnung!

Österreich ist bekannt als Land der Süßspeisen, mindestens ebenso ist man hierzulande aber den üppigen Beilagen zugetan – und das verhält sich in Deutschland nicht anders. Diese Tatsache erfüllt einen Ernährungsmediziner nicht gerade mit Zuversicht. Knödel, Kartoffeln, Brot, Reis oder Nudeln – eine ordentliche Portion „Sättigungsbeilage" darf bei keinem Gericht fehlen. Ungebremste Fleischeslust harmoniert offenbar wunderbar mit Deftigem. Gemüse findet Akzeptanz einzig in der unbedeutenden Nebenrolle am Tellerrand. Salate haben am Hauptspeiseenteller – außer vielleicht ein vereinzeltes

Salatblatt als Dekoration – gar nichts verloren und werden überhaupt zu einer Eventualität degradiert.

Wer es in Zukunft besser machen will, muss die geliebte Beilage keinesfalls vom Teller verbannen. Es sollte jedoch umgeschichtet und anders gewichtet werden. Lassen Sie Gemüse den Vorrang und verfrachten Sie Fleisch und Ihre bisherigen Beilagen in die zweite und dritte Reihe. Gemüse, egal welcher Art, sollte die Hauptkomponente eines jeden Gerichts ausmachen. Diese Maßnahme bringt viele Vorteile. Während der Anteil der gesündesten Lebensmittelgruppe steigt, reduzieren wir unseren Fleischkonsum. Dazu können wir bei gleicher oder sogar gesteigerter Portionsgröße Kalorien einsparen. Wer seinen Speiseteller mit Gemüse füllt, braucht sich über Kalorien keine Gedanken mehr zu machen.

Das flüssige Gold

Nicht selten wird vorausgesetzt, dass gesunde Lebensmittel auch förderlich für eine schlanke Figur sind. Pflanzenfette sind dafür ein gutes Beispiel. Außer Frage steht: Der Konsum von Pflanzenölen ist gesund und empfehlenswert. Die meisten von uns lieben Öle und verwenden sie gerne und oft. In gewohnter Manier nehmen wir die Flasche mit dem „flüssigen Gold" – zum Beispiel Olivenöl – zur Hand und verteilen es großzügig über Salate, Nudelgerichte oder andere Delikatessen. Je mehr, desto besser! Ist ja schließlich gesund.

Was dabei leider oft außer Acht gerät, ist die Frage nach der richtigen Menge. Denn viele Lebensmittel – mögen sie auch noch so gesund sein – beinhalten gleichzeitig auch eine Menge Kalorien. Gerade Öle stellen diesbezüglich keine Ausnahme dar. Als gesundheits- und figurbewusster Mensch sollte man wissen: Ein Esslöffel Speiseöl liefert rund 120 kcal. Bei einem selbst gemachten Dressing gelangen dann schon mal drei bis vier Esslöffel Öl in die Salatschüssel. Verdrücken wir – und das soll vorkommen – die gesamte Portion im Alleingang, so haben wir uns bereits durch das im Dressing enthaltene Öl zwischen 400 und 500 kcal einverleibt.

Wer schon einmal in den USA war, dem ist die Restaurantkette „The Cheesecake Factory" möglicherweise ein Begriff. Diese genießt dort große Popularität und ist für ihre umfangreiche Auswahl an Käsekuchen sowie ihre Riesenportionen bekannt. Ich persönlich bin ein großer „The Cheesecake Factory"-Fan und finde sowohl die Speisen als auch das Service ganz ausgezeichnet. Als meine Frau und ich bei unserem ersten Besuch in der Speisekarte schmökerten, fanden wir eine spezielle Rubrik für Figurbewusste. Diese war betitelt mit „Salate unter 600 kcal". Das Ernüchternde dabei: Wir hatten bereits bestellt, und zwar Salate, jedoch nicht aus dieser Kategorie. Unser vermeintlich leichtes Essen würde sich also mit deutlich mehr Kalorien zu Buche schlagen, als wir von einem „normalen" Salat erwartet hätten. Eine Erkenntnis, die wir zu spät erlangten. Das kann schon mal passieren und ist nicht weiter tragisch, doch führt diese kleine Geschichte hoffentlich vor Augen, wie wir durch einen Irrglauben in versteckte Kalorienfallen tappen können – sei das in einem Restaurant in den USA oder Europa, im Supermarkt oder beim Kochen in der eigenen Küche.

Wir sollten also ein Bewusstsein dafür entwickeln, von welchen Lebensmitteln wir viel essen dürfen und wo wir aufpassen müssen. Für Blattsalate und Gemüse gilt: „Eat as much as you can" – da ist die Größe der Portion nahezu irrelevant. Eine üppige Vinaigrette aber kann einem schon gehörig einen Strich durch die Rechnung machen. Viele Dressings werden mit Zucker, Sahne, Crème fraîche, Sauerrahm oder Käse zubereitet. Dadurch wird auch ein Salat rasch zur Kalorienbombe. Denken Sie nur an den berühmten „Caesar Salad". Scheuen Sie sich also bitte nicht davor, Ihren Salat auch im Restaurant selbst anzumachen oder zumindest nachzufragen, aus welchen Zutaten ihr Salatdressing besteht.

Zudem ist auch auf die Wahl der richtigen Öle zu achten. Dies ist vor allem hinsichtlich der enthaltenen ungesättigten Fettsäuren gesundheitlich interessant. Das am häufigsten verwendete Olivenöl ist empfehlenswert, keine Frage. Dennoch sollte man sich nicht allein darauf beschränken.

Neben den Fischölen, die bekanntlich die beste Quelle für mehrfach ungesättigte Fettsäuren darstellen, sich aber als Speiseöl nicht wirklich eignen, gehören auch Leinsamenöl, Rapsöl oder Walnussöl zu den Omega-3-Fettsäure-reichen Ölen.

Mehrere im renommierten *American Journal of Clinical Nutrition* publizierte Studien untersuchten und belegten den gesundheitlichen Stellenwert der mehrfach ungesättigten Fettsäure α-Linolensäure (ALA). Wer seine Versorgung mit ALA sicherstellen möchte, sollte auf den regelmäßigen Verzehr von Leinöl oder Leinsamen achten.

Auf die „inneren Werte" kommt es an

Die World Health Organisation (WHO) empfiehlt die Einnahme von Omega-6- zu Omega-3-Fettsäuren in einem Verhältnis von 5:1. Das tatsächliche aufgenommene Verhältnis liegt derzeit, je nach unserem Ernährungsverhalten, zwischen 30:1 und 50:1! Das zeigen auch die zahlreichen Blutuntersuchungen aus meiner täglichen Praxis. Etwa 80 % aller Menschen weisen deutlich zu viele Omega-6-, und zu wenige Omega-3-Fettsäuren auf. Dieses Missverhältnis ist für mich auch leicht nachvollziehbar. Die meisten Mitteleuropäer essen einfach viel zu selten Fisch und verwenden vor allem herkömmliche Pflanzenöle. Dadurch dominieren die Omega-6-Fettsäuren in unserem Körper.

Hand aufs Herz. Essen Sie zwei bis drei Mal pro Woche fetten Seefisch? Ja, fette Fische sollten auf unsere Teller kommen! Denn nur diese verfügen über einen ausreichenden Gehalt an Omega-3-Fettsäuren! Idealerweise werden diese möglichst schonend zubereitet. Makrele, Hering, Sardine, Matjes, Lachs oder Thunfisch eignen sich besonders gut. Die offizielle Empfehlung der WHO lautet, zwei mal pro Woche Fisch zu essen.

Warum aber ist das Verhältnis von Omega-6- zu Omega-3-Fettsäuren für unsere Gesundheit nun so wichtig? Die Erklärung dafür hängt mit dem Thema der „Silent Inflammations" zusammen, das in den letzten Jahren bei vielen Wissenschaftlern großes Interesse geweckt hat. Wie bereits zuvor erwähnt, versteht man darunter stille

Entzündungsprozesse in unserem Körper, die weder im normalen Blutbild erfasst noch von uns selbst bewusst bemerkt werden können. Diese versteckten Entzündungen bedrohen unsere Gesundheit, da laut jüngsten Erkenntnissen praktisch sämtliche Erkrankungen darin ihren Ursprung finden. Das bedeutet, dass alle Leiden, egal ob Krebserkrankungen, Herzinfarkte, Schlaganfälle, Diabetes oder Atherosklerose mit solchen entzündlichen Veränderungen beginnen. Und jetzt kommt der springende Punkt: Der Trigger für diese Entzündungsprozesse, sprich das Ausmaß, in dem wir durch Silent Inflammations belastet werden oder nicht, wird vom Verhältnis Omega-6- zu Omega-3-Fettsäuren reguliert.

Omega-3-Fettsäuren sind natürliche COX-2-Blocker und wirken entzündungshemmend, Omega-6-Fettsäuren durch die Beeinflussung der Prostaglandinsynthese entzündungsfördernd. Die regelmäßige und ausreichende Zufuhr von Omega-3-Fettsäuren stellt somit eine entscheidende Stütze für unsere Gesundheit dar.

Wir brauchen eine Strategie – die 3-3-1-Regel

Für diejenigen, die es gerne kurz und bündig haben, lassen sich die bisher beschriebenen Aspekte einer gesunden Ernährung – zumindest in ihrem Kern – in einer einfachen Strategie zusammenfassen. Dabei handelt es sich um meine persönliche 3-3-1-Regel:

1. Dreimal Fleisch

Wir sollten ganz bewusst darauf achten, nicht öfter als *3 Mal pro Woche* Fleisch zu essen! Dazu werden auch alle Wurstwaren gezählt. Idealerweise reduzieren wir dabei den Gehalt an gesättigten, tierischen Fetten auf ein Minimum. Je magerer das Fleisch, desto besser. Alles sichtbare Fett wird weggeschnitten oder am Teller liegen gelassen. Keinesfalls muss es immer Pute oder Huhn sein. Auch ein Schweinslungenbraten stellt ein mageres, sehr gesundes Stück Fleisch dar. Je mehr wir variieren, desto besser.

2. Dreimal Fisch

Es wäre toll, wenn wir *3 Mal wöchentlich* Fisch essen würden – ich persönlich bevorzuge nicht allzu fette Fische. Panierter Fisch ist davon dezidiert ausgenommen! Paniertes, Gebackenes und Frittiertes – selbst wenn sich Fisch darin versteckt – belastet uns wesentlich mehr, als es uns nützt! Bleiben wir also lieber bei der naturbelassenen Variante. Für eine ausreichende Versorgung mit Omega-3-Fettsäuren sollten Sie ein bis zwei Mal pro Woche speziell Omega-3-reiche Fischarten auswählen. Wer nicht so viel fetten Fisch essen möchte oder die teureren Preise scheut, kann alternativ auch auf Fischölkapseln zurückgreifen.

3. Einmal vegetarisch

An *einem Tag in der Woche* sollten wir zum Vegetarier werden und zur Gänze auf Fisch und Fleisch verzichten. Stattdessen sollten wir möglichst viel Gemüse essen. Das kann sehr lehrreich sein, denn Sie werden erkennen, wie wenig von diesem so gesunden Lebensmittel Sie für gewöhnlich zu sich nehmen – und wenn Sie sich trauen, bei Sortenauswahl und der Zubereitung ein wenig zu experimentieren, bekommen Sie sicher Lust auf mehr!

Lassen Sie uns ein Bewusstsein für gesunde Ernährung schaffen! Halten wir uns zukünftig an diese 3-3-1-Regel.

Detox your Life!

Der englische Titel einer 2002 im *International Journal of Toxicology* veröffentlichten Publikation lautet: „Can nutrition affect chemical toxicity?" Sinngemäß übersetzt bedeutet das: „Kann man über die Ernährung chemische Giftstoffe beeinflussen?"

Die Themen Entgiften und Entlasten werden für uns alle immer wichtiger. Diese Bezeichnung legt nahe, dass wir uns tagtäglich vergiften! Das kann doch nicht sein – oder vielleicht doch? Das Lebensmittelangebot wird für den Konsumenten immer undurchschaubarer. Auch Experten fällt es nicht mehr leicht, den Überblick, den Durchblick zu bewahren.

Durch geschickte Verschlüsselung werden uns Informationen zu Herkunft und Inhaltsstoffen vorenthalten, die wir eigentlich gerne erhalten hätten. Oder ist es vielleicht ohnehin besser, wenn wir vieles nicht so genau wissen?

Auf einer Dose steht „Tomatensauce aus heimischer Produktion". Wunderbar, ein einheimisches Produkt. Damit sind wir auf der sicheren Seite. Aber sind wir das wirklich? Die hier angeführte Deklaration bedeutet nur, dass die Tomatensauce hierzulande abgefüllt und ausgeliefert wurde. Und damit ist nicht gesagt, dass die Tomaten, aus denen die Sauce entstanden ist, nicht von ganz woanders herkommen. Zu diesen Angaben ist der Hersteller nicht verpflichtet. Die Herkunft von Tomaten muss nun keine gesundheitlichen Auswirkungen haben, dieses Beispiel illustriert aber die Undurchsichtigkeit des Lebensmittelmarktes.

Wenn Sie sich die Mühe machen wollen – und das empfehle ich sehr –, studieren Sie bei Ihrem nächsten Supermarktbesuch die Etiketten verschiedenster Lebensmittel. Sobald Sie die Frischwarenabteilung, in der Sie Ihren Einkaufswagen – hoffentlich! – reichlich gefüllt haben, verlassen, kann es losgehen. Nun sind Sie mit dem Sortiment verarbeiteter Lebensmittel konfrontiert. An dieser Stelle mögen Sie gewarnt sein! Sich mit den Inhaltsstoffen unserer Nahrung intensiver zu befassen, um ein wenig besser zu verstehen, was das alles bedeutet, ist zeitaufwendig. Und es ist ernüchternd, mitunter erschreckend und schlussendlich auch ein bisschen frustrierend. Und das gilt keineswegs nur für Fast Food oder Convenience-Produkte.

Viele Artikel, die wir täglich kaufen und essen, stecken voller Zucker, versteckter Fette, Süßstoffe, Konservierungsstoffe, Geschmacksverstärker, Emulgatoren, künstlicher Aromen und Farbstoffe. Und das ist nur ein Teil des Übels. Pestizide oder Schwermetalle etwa stehen nämlich – falls sie drin sind – sicher nicht drauf! Damit müssen wir heutzutage wohl akzeptieren, dass wir einem gewissen Ausmaß an Belastungen einfach nicht mehr entkommen können. Nicht jedes Etikett verrät alle Details oder lässt sich vom Laien enttarnen und verständlich interpretieren. Ganz abgesehen von den Situationen, in denen wir unser Essen nicht selbst zubereiten, sondern auswärts essen und daher die Zutaten gar nicht kennen.

De facto ist es in den letzten Jahren schwerer geworden, sich gesund und figurbewusst zu ernähren. Schwerer, aber keinesfalls unmöglich! Diese Erschwernis darf uns jedenfalls nicht als Ausrede oder Entschuldigung dienen. Sie soll uns wachrütteln und achtsamer und aufmerksamer sein lassen. Wir sollten uns dieser Herausforderung stellen und lernen, uns in Zukunft intensiver mit unseren Lebensmitteln auseinanderzusetzen, mehr zu hinterfragen, skeptischer zu sein und gezielter auszuwählen. Und aus demselben Grund sollten wir das Thema Detox („aktive Entgiftung") bewusst ins Auge fassen.

Detox beschäftigt sich mit der Aktivierung von Entgiftungssystemen, die uns dabei helfen, belastende und schädigende Substanzen schnell abzubauen und aus unserem Körper zu eliminieren. Detox kann, aber muss nicht zu einer Lebensphilosophie werden. Es sollte jedoch integraler Bestandteil unseres Lebensstils sein, indem wir uns aktiv bemühen, uns bestmöglich zu entlasten und uns so wenig wie möglich zu belasten. Das ist aufwendig, aber notwendig!

Warum steigt die Zahl der Krebserkrankungen von Jahr zu Jahr stetig an? Wir wissen es nicht. Warum leiden immer mehr Menschen an Nahrungsmittelunverträglichkeiten und Verdauungsproblemen? Wir wissen es nicht. Warum werden wir immer dicker, obwohl es mehr Diätprogramme, Ernährungs- und Fitnessexperten gibt als je zuvor? Wir wissen es nicht.

Deswegen sollten wir versuchen, nicht nur Belastungen zu meiden, sondern gleichzeitig auch aktiv zu werden, um zu entlasten, zu entgiften.

Viele Lebensmittel, zu denen vor allem Gemüse und Obst gehören, aber auch zahlreiche Kräuter und Gewürze offerieren ein großes Detox-Potenzial. Wir sollten es nutzen! Wir sollten alles tun, um unsere Gesundheit zu schützen! Detox your Life!

Lebensmittel, die Sie auf jeden Fall essen sollten!

Brokkoli und Karfiol – die Wundergemüsesorten!

Ich liebe Brokkoli. Ich kann nicht genug davon bekommen! Bei diesem Gemüse aus der Familie der Kreuzblütler handelt es sich um eines der gesündesten und diätetischsten Lebensmittel, die es gibt. Brokkoli – wie auch Karfiol (Blumenkohl) – verfügt über einen sehr hohen Gehalt des Pflanzenstoffs Sulforaphan aus der Gruppe der Isothiocyanate, der sich im Kampf gegen Krebs als nützlich erwiesen hat:

■ Die Wissenschaftlerin Ingrid Herr und ihr Team vom Universitätsklinikum Heidelberg untersuchten das Krebswachstum im Pankreas. Dabei gelang es mithilfe von Sulforaphan, den NF-Kappa-B-Signalweg zu blockieren, den Tumorvorläuferzellen nutzen, um sich vor einer Chemotherapie zu schützen. Andere Studien belegen vergleichbare Effekte des Sulforaphan aus dem präventiven Einsatzbereich.

■ Sowohl In-vitro-Versuche an Krebszellen als auch In-vivo-Studien an Mäusen zeigten, dass Sulforaphan die Regeneration und Vermehrung von Tumorstammzellen zu hemmen vermag. In Mäusen konnte das Wachstum der Tumoren sowie jede Streuung in andere Organe vollständig unterbunden werden.

■ Ein ähnliches Ergebnis liefert eine rezente kanadische Ernährungsstudie. Bei Prostatakarzinom-Patienten, die regelmäßig Brokkoli oder Karfiol aßen, halbierte sich das Risiko einer Streuung des Tumors!

■ Sulforaphan ist auch dafür bekannt, das Wachstum von Krebszellen des Darms, des Magens, der Lunge, der Harnblase und der Prostata zu hemmen.

Weitere Wirkstoffe aus Brokkoli sind Quercetin, das über eine dem Sulforaphan ganz ähnliche Wirkung verfügt, und Kaempferol. Darüber hinaus enthalten die „Wundergemüsesorten" Brokkoli und Karfiol viele weitere sekundäre Pflanzenstoffe, die gesundheitsfördernde Effekte aufweisen, aber noch nicht gut erforscht sind. So entdeckten

Wissenschaftler in einem Tierversuch, dass in Kreuzblütengewächsen enthaltene Wirkstoffe Leberzellen schützen und die Effizienz vieler antioxidativer Enzymsysteme, wie die der Glutathion-S-Transferase (GST), steigern können.

Brokkoli und Karfiol bieten uns somit eine tolle Unterstützung beim Entgiften. Zusätzlich dienen sie uns als Schutz vor Erkrankungen, zur Bekämpfung freier Radikale und als Maßnahme für ein erfolgreiches Well-Aging! Nehmen Sie sie in Ihren Speisplan auf so oft Sie nur können!

Vollen „Kohldampf"

Zum Kohlgemüse gehören neben Karfiol und Brokkoli auch Raps, Kohlrabi, Weiß-, Rot- oder Wirsingkohl sowie Kohlsprossen (Rosenkohl) und Chinakohl. Kohlgemüse jeder Art enthält sehr viele Glucosinolate, eine Pflanzenstoffgruppe, die sich vor allem durch ihren Einfluss auf Krebserkrankungen hervorgetan hat.

2008 veröffentlichte eine amerikanische Forschergruppe im Journal *Nutrition Research* Untersuchungsergebnisse, laut denen der Verzehr von gekochtem Kohlgemüse zu einer gesteigerten Bindung von Gallensäuren führt. Dieser Effekt geht mit einem deutlich reduzierten Risiko für Krebserkrankungen einher.

Ich kann mich nur wiederholen: Essen Sie Gemüse, Gemüse und nochmals Gemüse!

Warum wir Knoblauch lieben lernen sollten

Wer seinen markanten Geschmack schätzt, der sollte so viele Zehen und Knollen verspeisen, wie es ihn gelüstet. Je mehr und öfter wir Knoblauch essen, desto besser! Dies ist eine von mehreren ganz einfachen, aber äußerst wertvollen Ernährungsempfehlungen, die man uneingeschränkt aussprechen kann! Andere gute Beispiele dafür sind das Verzehren von Zwiebeln oder das Ersetzen von Weißmehlprodukten durch solche aus Vollkorn.

Die in Knoblauch enthaltene schwefelhaltige Aminosäure Alliin wird durch enzymatische Einflüsse in das ausgesprochen gesunde

Allicin umgewandelt. Dieses ist auch in anderen Laucharten wie Porree, Bärlauch, Schnittlauch, Zwiebeln und Schalotten enthalten.

- Durch eine im renommierten *European Journal of Nutrition* veröffentlichte Studie wurde bekannt, dass Allicin eine Aktivitätssteigerung des wichtigen Antioxidans Glutathion und der entgiftenden Phase-II-Enzyme bewirkt.
- Laut wissenschaftlichen Untersuchungen kann Knoblauch den Abbau der Schwermetalle Quecksilber, Blei und Cadmium steigern.
- In einem Versuch an Ratten stellte sich heraus, dass eine durch Alkohol induzierte Belastung mit freien Radikalen durch Verabreichung von Allicin deutlich reduziert werden kann. Zusätzlich veränderten sich die Blutfette positiv und die Leber wurde vor alkoholbedingten Zellschäden geschützt.
- Wirkstoffe aus Knoblauch sind in der Lage, den Untergang von krankhaft veränderten Zellen einzuleiten und dadurch das Wachstum von Krebszellen zu verhindern.
- Aus einer 2001 im *Journal of Nutrition* publizierten Arbeit geht hervor, wie vielfältig die gesundheitlichen Wirkungen von Knoblauch sind. Die regelmäßige Einnahme vermag DNA-Schäden zu verhindern und bringt zahlreiche Well-Aging-Effekte mit sich, sie schützt vor UV-Schäden, Alzheimer, Gedächtnisverlust und scheint bei der Prävention von Schlaganfällen und Leberschäden hilfreich zu sein.
- Nicht zuletzt ist bekannt, dass die „Wunderknolle" auch das Immunsystem unterstützt, gegen Bluthochdruck wirkt und das gute Cholesterin (HDL) erhöhen kann.

Vor Begeisterung zu Tränen gerührt

Auch wenn einen die Zubereitung dieses Lebensmittels manchmal an die Grenzen der Belastbarkeit treibt, ist der Verzehr desselben überaus empfehlenswert. Die Rede ist von der Zwiebel. Der bekannteste und wahrscheinlich gesundheitlich wertvollste Inhaltstoff der Zwiebel ist Quercetin, ein Phytamin, das auch in Äpfeln, Brokkoli, grünem Tee oder Wein enthalten ist. Seine gesundheitlichen Wirkungen sind in zahlreichen Untersuchungen belegt.

- Quercetin schützt vor Osteoporose und hemmt die Wirkung von Histamin im Rahmen allergischer Reaktionen. Auch bei Krebserkrankungen, gegen Entzündungen und als potentes Antioxidans erweist sich Quercetin als besonders gesund.
- Rezente Arbeiten ergaben, dass Quercetin sowohl die Leber als auch die Nieren vor Schädigungen bewahren kann. Die Zwiebel hat sich damit also speziell der Unterstützung von Organen verschrieben, die bei der Entgiftung eine wichtige Rolle spielen.
- Wirkstoffe aus der Zwiebel scheinen auch bei der Einleitung des natürlichen Zelltodes (Apoptose) eine bedeutende Rolle zu spielen. Dieser Mechanismus ist für die Erhaltung unserer Gesundheit grundlegend.
- Zudem scheint die Zwiebel den Hormonhausalt regulativ zu beeinflussen und auf diese Weise Männern einen gewissen Schutz vor Erkrankungen der Prostata zu bieten.

Artischocke und Rote Rübe – die Detox-Klassiker

Der Bitterstoff Cynarin und das Polyphenol Apigenin sind Inhaltsstoffe der Artischocke, die wegen ihrer gesundheitlichen Wirkungen in den letzten Jahren besonders intensiv untersucht wurden. 2003 wurde die Artischocke sogar zur Arzneipflanze des Jahres gewählt.

- Neben den ausgeprägten antioxidativen Eigenschaften der Artischocke konnte in randomisierten, doppelt-verblindeten und placebokontrollierten Studien ihr positiver Einfluss auf den Cholesterinspiegel mehrfach bewiesen werden.

Die Rote Rübe verdankt dem Glykosid Betanin nicht nur ihre intensive Rotfärbung, sondern auch ihren großen Gesundheitswert. Zusätzlich zeichnet sie sich durch ihren hohen Gehalt an B-Vitaminen, Kalium und Eisen aus.

- Die Wissenschaftlerin Dr. Anindita Das untersuchte in einem Experiment an Mäusen die Wirkung von Rote-Rüben-Saft auf das Herz. Einem Teil der Nagetiere wurde in Begleitung einer Chemotherapie über das Trinkwasser Rote-Rüben-Saft verabreicht. Wie sich zeigte, blieben in der Rote-Rüben-Gruppe die bei der Kontrollgruppe aufgrund der Chemotherapie aufgetretenen Herzschäden aus. Dieser Schutz ist unter anderem auf die durch die Rüben vermehrte Produktion von Stickoxid (NO) zurückzuführen.

- Andere Versuche unterstreichen das Well-Aging-Potenzial dieses Gemüses: Durch eine Belastung mit Umweltgiften (Xenobiotica) forcierte man bei Ratten die Bildung freier Radikale. Ein Teil der Nager erhielt zum Schutz Rote-Rüben-Saft. Dadurch konnte die Belastung mit freien Radikalen um 30 % reduziert und der Wert des antioxidativen Enzyms Superoxid-Dismutase um das Dreifache gesteigert werden!

- Einer Forschergruppe aus Polen gelang es, dem Rote-Rüben-Saft anti-entzündliche und pro-apoptotische Effekte auf Krebszellen nachzuweisen.

- Auch Rote-Rüben-Extrakt wurde bereits hinsichtlich Gesundheitswirkungen getestet. Zu den belegten Effekten zählen eine signifikante Erhöhung des antioxidativen Potenzials und einer Aktivierung der Phase-II-Entgiftungsenzyme.

A magic Mushroom!

Lassen Sie Ihre Fantasie hier nicht gleich allzu weite Kreise ziehen! Das „Magische" in dieser Überschrift zielt nicht auf „bewusstseinserweiternde", sondern auf die außerordentlich gesundheitsfördernde Wirkung von Pilzen ab. Wir bleiben also am Boden der Realität und freuen uns über eine weitere sehr gesunde Lebensmittelgruppe, die schon seit Tausenden von Jahren in der Traditionellen Chinesischen Medizin (TCM) Anwendung findet. Dabei scheint der Shiitake eine Sonderstellung unter den Pilzen einzunehmen.

- Mittlerweile belegen zahlreiche Studien, dass Shiitake-Pilz-Extrakt durch die Erhöhung der körpereigenen antioxidativen Kapazität

Schutz vor freien Radikalen bietet – dies erfolgt im Speziellen durch die Aktivierung des Enzyms Gluthation-Peroxidase.

- In asiatischen Ländern wird der Pilz schon seit vielen Jahrtausenden zur Behandlung von Lebererkrankungen eingesetzt. Eine Arbeitsgruppe der Osaka Universität konnte im Jahr 2009 in einem Tierversuch zeigen, dass die in Shiitake-Pilzen enthaltenen Phenole Syringicsäure und Vanillinsäure zu niedrigeren Transaminasewerten (Enzyme der Leber) führen und somit einen gewissen Leberschutz darstellen.
- Andere Untersuchungen befassen sich mit den gesundheitlichen Wirkungen von Pilzen im Rahmen komplementärmedizinischer Behandlungen von Krebserkrankungen. In diesem Zusammenhang scheint vor allem das β-Glucan Lentinan von besonderer Bedeutung zu sein.

Nicht nur ein Symbol für Fruchtbarkeit – der Granatapfel

Zuerst gilt es, die Hürde seiner Zubereitung erfolgreich zu nehmen, dann aber offenbart sich ein einzigartiges Geschmackserlebnis. Falls Sie schon mal einen Granatapfel gekauft und selbst zerlegt haben, wissen Sie sicher, wovon ich spreche. Es dauert – und wenn es endlich vollbracht ist, ist die Kleidung ein Fall für die Reinigung. Aber es lohnt sich!

- Der Granatapfel verfügt über eine große Vielfalt an bioaktiven Stoffen und eine sehr hohe Konzentrationen an Antioxidantien. Dazu zählen Flavonoide, Anthocyane, Quercetin und verschiedene Polyphenole.
- Neben zahlreichen präventiven Wirkungen kann sich der Verzehr von Granatäpfeln auch auf den Insulinstoffwechsel und das Gewicht positiv auswirken. Eine Studie aus dem *British Journal of Nutrition* ergab nämlich, dass die Zufuhr von Granatapfelinhaltsstoffen zur Verbesserung der Insulin-Sensitivität führt und dadurch das Risiko für Diabetes zurückgeht. Zusätzlich erwiesen sich die kleinen, roten Kerne des Granatapfels beziehungsweise

dessen Extrakt als hilfreich, das Gewicht von Probanden zu reduzieren und sodann auch zu halten.

- Eine Gruppe amerikanischer Wissenschaftler hat sich mit den
gesundheitlichen Eigenschaften häufig konsumierter Getränke
auseinandergesetzt. Anhand des Polyphenolgehalts und des daraus
resultierenden Gesundheitswerts erstellten sie eine Art Getränke-
Ranking. Diese Rangliste wird vom Granatapfelsaft angeführt,
gefolgt von Heidelbeer- und Preiselbeersaft. Ab und an darf es
auch mal ein Glas Rotwein sein. Vergessen Sie aber nicht, dass in
jedem noch so gesunden Saft Zucker enthalten ist! Das gilt auch,
wenn kein Zucker zugesetzt wurde, was auf der Packung vermerkt
sein muss, denn in Fruchtsäften ist stets Fruchtzucker enthalten.
Sollten Sie einmal Lust auf einen gesunden Saft verspüren, denken Sie daran, ihn zu oder auch statt einer Mahlzeit zu trinken,
um unnötig belastende Blutzuckerschwankungen zu vermeiden.

Many apples a day may keep the doctor away!

Wie eingangs erwähnt, wird der Leitspruch „an apple a day keeps the
doctor away" alleine nicht genügen, um unsere Gesundheit zu erhalten. Nichtsdestotrotz können Äpfel einen wertvollen Beitrag leisten,
damit wir in den Genuss eines langen, gesunden Lebens kommen.

- Äpfel beinhalten viele wertvolle Antioxidantien, zu denen unter
anderem Quercetin, Katechine, Procyanidin und Phloridzin
gehören. Die meisten von ihnen befinden sich in der Schale oder
unmittelbar darunter. Aus diesem Grund sollte man Äpfel zwar
immer gewaschen, aber ungeschält verzehren. Und bitte darauf
achten, dass die Äpfel unbehandelt sind.
- Eine Arbeitsgruppe der berühmten New Yorker Cornell Universität konnte dem im Apfel enthaltenen Triterpenoid
2-α-Hydroxyursolsäure eine wachstumshemmende Wirkung auf
Brustkrebszellen und die Unterdrückung des gefährlichen Faktors
NF-kappa-B nachweisen.
- Untersuchungen verschiedener Apfelsorten ergaben, dass die Sorte „Idared" über einen besonders hohen Anteil an Antioxidantien

verfügt. Unabhängig davon ist der Konsum aller Apfelsorten empfehlenswert. Um Zucker einzusparen, können wir auch hier darauf achten, die weniger süßen zu bevorzugen.

Einfach „unentbeerlich"!

Beeren zählen zu meinen persönlichen Favoriten unter den Obstsorten. Ich liebe Heidelbeeren, Brombeeren, Erdbeeren, Himbeeren,
Stachelbeeren und auch Johannisbeeren. Man kann sie sofort essen,
ohne sie mit viel Aufwand zubereiten zu müssen. Sie enthalten wenig
Zucker, dafür aber eine Vielzahl wertvoller Inhaltsstoffe. Egal, welche Art Sie bevorzugen, greifen Sie zu!

Leider haben Beeren so wie die meisten Obstsorten nur begrenzt
Saison. Werden sie von fernen Erdteilen importiert, schmecken sie meist
deutlich weniger aromatisch. Zudem belasten die langen Transportwege
unsere Umwelt – und damit schlussendlich auch uns selbst. Für den
Fall, dass frische Ware nicht zur Verfügung steht, empfehle ich die Verwendung tiefgekühlter Beeren. Tiefkühlware wird unmittelbar nach der
Ernte eingefroren und beinhaltet oft mehr Vitalstoffe als Produkte, die
lange Lagerungszeiten und weite Transportstrecken hinter sich haben.
Wer Beeren primär verwendet, um sein Müsli oder Joghurt zu ver-
feinern, ist mit aufgetauten Früchten meistens genauso gut beraten.

- Neben Vitaminen und Spurenelementen enthalten Beeren auch
  jede Menge sekundäre Pflanzenstoffe wie Anthocyane, Quercetin, Triterpene, zahlreiche Flavone, Ellagitannin, Gallotannin,
  Proanthocyanidin, Stilbene, Lignane und Triterpene. Diese große
  Sortenvielfalt an Polyphenolen sollten wir zu einem Teil unseres
  Lebenselixiers machen.
- Zahlreiche Studien unterstreichen ihre antioxidativen und ent-
  zündungshemmenden Eigenschaften und belegen, dass Beeren
  der Entstehung von Krebserkrankungen entgegenwirken können.
  In Bezug auf Dickdarmkrebs scheint diese Schutzwirkung beson-
  ders ausgeprägt zu sein.
- Meine Lieblingsbeere ist die Heidelbeere, auch Blaubeere genannt.
  Eine Studie aus dem *Journal Neurobiological Aging* ergab, dass der

regelmäßige Verzehr größerer Mengen an Heidelbeeren helfen kann, degenerative Veränderungen des Gehirns zu verhindern. Da das Alter vor allem für Erkrankungen des zentralen Nervensystems prädestiniert, gilt die Heidelbeere als vielversprechende Well-Aging-Frucht.

Sauer macht nicht nur lustig, sondern hält auch gesund

Jedes Kind weiß – oder meint zu wissen –, dass Zitrusfrüchte gesund sind. Handelt es sich dabei um einen der vielen Ernährungsmythen oder sollte man tatsächlich auf Orangen, Zitronen und Co. zurückgreifen? Orangen beispielsweise sind sehr süß. Das merkt man auch daran, dass unsere Finger klebrig werden, wenn wir Orangen eigenhändig auspressen. Da steckt also jede Menge Zucker drin!
Es gibt aber eine Sorte aus dem Kreis der Zitrusfrüchte, die ich Ihnen unbedingt ans Herz legen möchte: Es handelt sich dabei um die Grapefruit.

- Die Grapefruit enthält wichtige Vitamine und Spurenelemente und eine Reihe wertvoller bioaktiver Substanzen. Dazu zählen unter anderem die Polyphenole Naringin, Lykopin und Quercetin oder auch das Terpen Limonoid, das der Grapefruit ihren leicht bitteren Geschmack verleiht.
- Man weiß, dass die Grapefruit den Leberstoffwechsel beeinflusst, weswegen man ihren Verzehr nicht unmittelbar mit der Einnahme von Medikamenten verbinden sollte.
- In einer speziellen Untersuchung hat man herausgefunden, dass der Konsum von Grapefruitsaft zu einem signifikanten Anstieg des antioxidativ wirksamen Enzyms Gluthation-S-Transferase führt. Diese Erkenntnis unterstreicht die Bedeutung dieser Zitrusfrucht für unser Immunsystem und unsere Abwehrlage. Also, beim nächsten Brunch unbedingt nach Grapefruitsaft fragen!

Weniger Salz – mehr Kräuter und Gewürze!

Der Geschmack eines Gerichts ist selbstverständlich ein wichtiger Faktor. Und ein gutes Essen muss nach etwas schmecken! Deswegen gehen wir mit der Verwendung von Speisesalz sehr großzügig um. Viele Menschen salzen ihr Essen nach, bevor sie es überhaupt gekostet haben! Aus diesem und anderen Gründen nehmen wir gut ein Drittel mehr Speisesalz zu uns, als wir sollten. Ein über den Empfehlungen liegender Salzkonsum ist mit zahlreichen gesundheitlichen Risiken verbunden und langfristig für eine Vielzahl von Todesfällen verantwortlich. Wer zu viel salzt, malträtiert nicht nur seinen Geschmackssinn, sondern riskiert auch seine Gesundheit.

Laut dem Ernährungsbericht 2012 konsumieren Männer rund 9 g und Frauen 8 g Salz pro Tag. Die WHO empfiehlt, die Tagessalzmenge auf 5 g zu limitieren. Zahlreiche randomisierte Studien belegen, dass durch eine Reduktion des Salzkonsums der Blutdruck positiv beeinflusst werden kann.

Die Autoren einer im renommierten *New England Journal of Medicine* publizierten Arbeit quantifizierten anhand eines Computermodells, was passieren würde, wenn jeder US-Bürger täglich um 3 g weniger Kochsalz konsumierte. Die Ergebnisse waren erstaunlich. Durch diese Maßnahme könnten 66.000 Schlaganfälle, 99.000 Herzinfarkte und 92.000 Todesfälle verhindert werden! Das ist auch gesundheitsökonomisch nicht ganz uninteressant, da die USA damit zwischen 10 und 24 Milliarden US-Dollar pro Jahr an Gesundheitskosten einsparen könnten! Und eine solche Modellrechnung würde übertragen auf die Dimensionen des europäischen Raums ganz ähnliche Resultate liefern.

Nun muss es gar nicht sein, dass Sie von sich aus zu viel salzen, sondern vielleicht häufig zu Produkten und Speisen greifen, die von Haus aus viel Salz oder auch versteckte Salzmengen beinhalten. Zwei von vielen Beispielen hierfür sind Backwaren und Fertiggerichte. Eine Pressemeldung der Arbeiterkammer berichtete, dass 15 von 26 getesteten Fertiggerichten aus Kühlregalen und Dosen ein Drittel mehr Salz enthielten als die empfohlene Tagesdosis. Eines der Produkte erreichte mit 9,14 g sogar um über 50 % mehr als täglich empfohlen!

Auch süße Backwaren enthalten stets ein wenig Salz und können dadurch zu einer überhöhten Tagessalzmenge beitragen.

Wir sollten also auch mit diesem Thema viel bewusster umgehen. Dabei geht es nicht darum, auf Salz zu verzichten. Das sollten wir keinesfalls! Natrium, einer der beiden Hauptbestandteile von Speisesalz, ist ein für uns lebenswichtiger Elektrolyt. Meine Empfehlung lautet, einen Teil unserer täglich konsumierten Salzmenge durch Kräuter und Gewürze zu ersetzen. Mit diesem Entschluss können wir nicht nur der gesundheitlichen Gefährdung durch zu viel Salz entgehen, sondern auch von der heilsamen Wirkung von Kräutern und Gewürzen profitieren. Darüber hinaus bin ich überzeugt, dass Kräuter und Gewürze auch geschmacklich viel mehr zu bieten haben als Salz. Es wäre so wichtig und noch dazu so einfach!

Ingwer

Ingwer stellt ein sehr gutes Beispiel dafür dar, dass wir Lebensmitteln aus fremden Ländern eine Chance geben und regelmäßig in unseren Speiseplan einbauen sollten. Diese Wurzel ist seit Tausenden von Jahren für ihre entzündungshemmenden und schmerzstillenden Eigenschaften bekannt. Bei der Substanzgruppe, die dem Ingwer seine Schärfe verleiht und ihn für uns gesundheitlich wertvoll macht, handelt sich um die sogenannten Gingerole.

Der japanische Wissenschaftler Nakamura beschreibt in einer Arbeit, dass Ingwer über die Aktivierung spezieller Enzymsysteme die gesundheitsgefährdende Lipid-Peroxidation in Leberzellen unterdrücken und so die Leber vor Schäden schützen kann.

Curry

Curcumin, auch Gelbwurz genannt, bildet den Hauptbestandteil der Curry-Gewürzmischung und ist einer der Gründe, weshalb Curry für unsere Gesundheit so wertvoll ist. Obendrein verleiht es den gelben Currygerichten eine schöne intensive Farbe.

Aufgrund seiner hohen antioxidativen Kapazität genießt Curcumin den Ruf eines Anti-Krebsmittels. Eine indische Forschergruppe stellte in einem Experiment an Ratten fest, dass Versuchstiere, die mit Curryblättern gefüttert werden, bei gleicher Belastung durch Giftstoffe um bis zu 50 % weniger Schäden erlitten als jene Nager, die kein Curry erhielten.

Zimt

Zimt hat sowohl aus kulinarischer als auch aus medizinischer Sicht viel zu bieten. Und das nicht nur zur Weihnachtszeit. Besonders beeindruckende Wirkungen entfaltet Zimt in Zusammenhang mit der Zuckerkrankheit. Mittlerweile berichten zahlreiche Studien von einer blutzuckerstabilisierenden Wirkung bei Menschen, die unter einer Glukosestoffwechselstörung leiden.

Eine Gruppe indischer Wissenschaftler konnte in einem Tierversuch beweisen, dass Zimt einerseits zu einer deutlichen Erhöhung des detoxifizierenden Enzyms Gluthation-S-Transferase (GST) und andererseits zu einer Verminderung der gesundheitsgefährdenden Lipid-Peroxidation führte. Auf diese Weise scheint sich die Inzidenzrate von Dickdarmkrebs verringern zu lassen.

Alkoholmissbrauch führt in vielen Fällen zu Lebererkrankungen, die in typischer Weise mit einer Verfettung des Organs einhergehen. Eine Forschergruppe der Universität Hohenheim publizierte im März 2009 im renommierten *Journal of Nutrition* die Ergebnisse ihrer Untersuchungen. Daraus geht hervor, dass Zimtextrakt vor einer durch Alkohol verursachten Fettleber schützen kann.

Kräuter und ihre Heilwirkung

Frische Kräuter sollten so oft wie möglich zum Einsatz kommen. Das bietet uns eine hervorragende Möglichkeit, unseren Salzkonsum zu reduzieren. Zudem wäre es ein unverzeihliches Versäumnis, das große Potenzial der Kräuterheilkunde nicht auszuschöpfen.

Viele Menschen leiden unter Erkrankungen des Magen-Darm-Traktes. Die Gastritis stellt eines der häufigsten Leiden dar und wird in den meisten Fällen durch eine bakterielle Infektion oder chronische Stressbelastung verursacht. Diese Entzündung der Magenschleimhaut geht mit vielen Beschwerden einher und wird typischerweise mit Protonenpumpenhemmern behandelt. Da eine Gastritis oft mit Bauchkrämpfen, einem Völlegefühl oder Appetitlosigkeit verbunden ist, erfolgt die medikamentöse Therapie oft frühzeitig und großzügig. Dabei wird jedoch gerne übersehen, dass jede Einnahme eines Medikaments mit unerwünschten Nebenwirkungen verbunden sein kann und es in vielen Fällen natürliche und schonendere alternativmedizinische Maßnahmen gibt, die man ebenso in Erwägung ziehen könnte.

Verstehen Sie mich bitte nicht falsch. Ich bin Schulmediziner. Dennoch bin ich offen für alternativ- und komplementärmedizinische Methoden, da ich in meiner Praxis gelernt und erfahren habe, wie viel man damit bewirken und erreichen kann. Mein Motto lautet: Jede Behandlung sollte möglichst naturident erfolgen. Deswegen stellt die Lebensstilintervention für mich eine unverzichtbare Maßnahme dar und ist Teil meines Behandlungskonzepts. Je weniger Medikamente wir brauchen, desto besser. Sollte eine medikamentöse Therapie unumgänglich sein, so verordne ich so viel wie nötig und so wenig wie möglich. Das ist ebenso Teil meiner Philosophie wie meine Bereitschaft, laufend dazuzulernen und mich nach neuen Behandlungsansätzen umzusehen. In diesem Zusammenhang bietet insbesondere die Kräuterheilkunde eine Vielzahl an Einsatzmöglichkeiten, um schulmedizinische Maßnahmen zu ergänzen.

- Eine amerikanische Arbeitsgruppe des Departments für Lebensmittelforschung und -technologie in Tennessee fand durch ihre Untersuchungen heraus, dass Koriander, Oregano, Rosmarin und Basilikum über antibakterielle Eigenschaften verfügen, die Menschen mit Gastritis zugutekommen. Da es sich bei einer Gastritis um keine lebensbedrohliche, aber in vielen Fällen chronisch verlaufende Krankheit handelt, würde sich der Einsatz dieser natürlichen Heilmittel besonders gut anbieten.
- Auch dem in Oregano enthaltenen ätherischen Öl Carvacrol ist besondere Beachtung zu schenken. Eine interessante Studie aus dem Jahr 2008, veröffentlicht in der Zeitschrift *Phytomedicine*,

konnte Carvacrol unter anderem hepatoprotektive Effekte nachweisen.

- Eine marokkanische Wissenschaftlergruppe zeigte in einer weiteren Untersuchung, dass Oreganoöl durch seine antimutagenen Eigenschaften vor krankhaften Veränderungen der Erbsubstanz schützen kann.
- Auch Rosmarin verfügt über gesundheitliche Wirkungen. Mexikanische Wissenschaftler konnten den grünen Nadeln sehr gute antioxidative Eigenschaften nachweisen. Dies zeigte sich in einem deutlichen Anstieg in der Aktivität von Enzymen.
- Forscher der Universität von Illinois konnten in einem Tierversuch durch die Gabe von Rosmarinextrakt die Entgiftungsaktivität der Leber steigern. Dadurch gelang es, die schädigende Wirkung der in diesem Versuch verabreichten Umweltgifte abzuschwächen.
- Ebenso hoffnungsvolle Resultate lieferten Untersuchungen, die sich mit der Auswirkung von Rosmarinextrakt auf die Entstehung von Leber- und Lungenkrebs auseinandersetzten. Diesbezüglich scheint Rosmarin über einen gewissen Schutzeffekt zu verfügen.
- Die Wirkungen von Basilikum ähneln denen von Zimt. Auch ihm werden antibakterielle und blutzuckerstabilisierende Eigenschaften nachgesagt. Damit kennen wir bereits zwei Zutaten, die uns im Glukosehaushalt unterstützen und uns dabei helfen können, die Insulinwerte in Schach zu halten.
- Neben einer verhältnismäßig großen Portion Vitamin C beinhaltet Petersilie mit Apigenin einen weiteren Inhaltsstoff, dessen Erwähnung mir besonders wichtig erscheint. Er verfügt über bemerkenswerte anti-entzündliche beziehungsweise antioxidative Eigenschaften und kann uns vor der Entstehung von Krebserkrankungen schützen.
- Das Pfefferminzblatt ist nicht nur eine hervorragende Quelle für Magnesium und Eisen, sondern zählt zusätzlich das Monoterpen Perillyl-Alkohol zu seinen Inhaltsstoffen. Diese Substanz kann den natürlichen Tod von Tumorzellen einleiten. Ein Effekt, der bis jetzt jedoch nur in vitro nachgewiesen wurde und beim Menschen noch zu bestätigen ist.

- Zitronengras ist heutzutage unter dem Namen Lemongras besser bekannt. Durch seine gesundheitlichen Wirkungen landet es verdienterweise auf der Liste der Kräuterhighlights. Aus der Studie einer japanischen Forschergruppe geht hervor, dass das in Zitronengras enthaltene ätherische Öl Citral unsere Gesundheit schützen kann, indem es gefährliche polyzyklische aromatische Kohlenwasserstoffe entschärft. Diese entstehen unter anderem beim Grillen von fettem Fleisch.
- Zusätzlich entdeckte man in einem Tierversuch, dass Citral bei Mäusen die Aktivität des Enzyms Gluthation-S-Transferase steigert und dadurch deren antioxidative Kapazität erhöhen konnte.

Nüsse und Kerne – eine Hassliebe

Nüsse und Kerne gelten als besonders gesund. Sie enthalten neben wertvollen Fetten und einer nicht unbeträchtlichen Menge Vitamin E auch eine ordentliche Portion Zink und Selen. Zink ist eines der wichtigsten Antioxidantien und als solches eine essenzielle Stütze des Immunsystems. Zusätzlich ist es Cofaktor zahlreicher enzymatischer Prozesse. Durch seinen engen Bezug zum Hormonhaushalt kann ein Mangel auch zu einem hormonellen Ungleichgewicht beitragen und zu diversen Beschwerden führen. Außerdem spielt Zink auch eine bedeutende Rolle bei der Entgiftung von Schwermetallen. Wer seine Versorgung mit Selen sicherstellen möchte, kann auf Paranüsse zurückgreifen. Diese stellen eine sehr ergiebige Quelle für das potente Antioxidans dar.

Trotz ihrer vielen positiven Eigenschaften sollten Nüsse und Kerne mit Zurückhaltung genossen werden. Auch wenn die enthaltenen Fettsäuren gesund sind, bleibt Fett der energiereichste Makronährstoff, den wir zur Verfügung haben. Pro Gramm Fett nehmen wir etwa 9 kcal zu uns. Das ist etwa das Doppelte des Energiegehalts, der in einem Gramm Kohlenhydrate oder Eiweiß steckt. Eine durchschnittliche Packung Nüsse hat 100 g und liefert etwa 750 kcal, was mehr als einer ganzen Mahlzeit entspricht. Dessen müssen wir uns bewusst sein. Täglich ein paar Nüsse zu essen, ist gesund. Die Menge sollten wir aber jedenfalls in Grenzen halten. Ich persönlich bin ein großer Fan von Mandeln und Walnüssen. Im Prinzip haben Sie bei Nüssen aber die freie Wahl.

Machen wir uns einen Sprossensalat

Der Verzehr von Sprossen und Keimlingen erwies sich in verschiedenen Untersuchungen als besonders nützlich. Einer der Gründe dafür könnte im Glucoerucin aus der Gruppe der Glucosinolate liegen. Dieser wertvolle sekundäre Pflanzenstoff findet sich unter anderem auch in Ruccola.

Eine italienische Forschergruppe untersuchte die Substanz und fand heraus, dass Glucoerucin über die Aktivierung von Enzymsystemen einen außergewöhnlichen antioxidativen Schutz bietet. Kombinieren Sie Sprossen mit Ruccola und potenzieren Sie die Wirkung!

Es wäre so einfach – einfach Vollwert!

Ernährungsempfehlungen an den Mann (und an die Frau) zu bringen, ist nicht immer leicht. Als Experte will ich Menschen davon überzeugen, dass es wirklich sinnvoll und nützlich ist, gewisse Maßnahmen zu ergreifen, und diese Veränderungen keinesfalls zu einem Verlust an Lebensqualität führen oder einem das Leben erschweren.

Eine der meiner Meinung nach einfachsten, sinnvollsten und wichtigsten Entscheidungen, die wir für uns treffen können, ist es, von Weißmehlprodukten auf Vollwert-, sogenannte Vollkornprodukte umzusteigen. Bei Brot fällt das zumeist gar nicht schwer. Vollkornnudeln hingegen schmecken vielen Menschen nicht. Und mit Vollkornmehl gelingen Süßspeisen manchmal nicht so, wie man sich das vorgestellt hat. Aber Vollkornbrot ist wirklich der Hammer! Es ist wesentlich gesünder, liefert viele wertvolle Vitamine, Spurenelemente und Ballaststoffe und schmeckt einfach herrlich. Ein hoher Anteil an Ballaststoffen in der Nahrung führt zu einer Risikoreduktion von Krebserkrankungen, beeinflusst unseren Cholesterinspiegel positiv und unterstützt die Darmtätigkeit.

Dabei ist es egal, auf welche Art von Getreide man zurückgreift. Entscheiden Sie sich bitte einfach für Vollkorn! Das ist bereits die halbe Miete und wäre so einfach!

Weißmehlprodukte hingegen können aufgrund ihres Gehalts an Einfachzuckern starke Blutzuckerschwankungen verursachen. Diese führen in vielen Fällen zu einem Leistungsabfall und Hungerattacken. Außerdem verlieren sie durch ihre Zubereitungsart einen Großteil der wertvollen Inhaltsstoffe und sind damit gesundheitlich gesehen nahezu wertlos.

Darf's was Süßes sein? Darf es?! Es darf!

Ich habe bisher bereits mehrfach auf die Gefahren von Zucker hingewiesen und Sie über seine gesundheitlichen Risiken informiert. Das gilt unverändert. Wir sollten die Mengen an Zucker, die wir verzehren, unbedingt reduzieren! Es gibt jedoch eine Süßigkeit, der selbst ich nicht abgeneigt bin und die auch aus ernährungsmedizinischer Sicht essenswert ist – wenn auch natürlich in begrenztem Ausmaß!

Dabei handelt es sich um dunkle Schokolade, genauer gesagt um den darin enthaltenen Kakao. Je mehr Kakao eine Schokolade enthält, desto besser. Gesundheitlich interessant wird es ab einem Kakaoanteil von über 70 %. Darunter bleibt es leider „nur" der (ungesunde) Genuss.

Neben der Aminosäure L-Tryptophan, die als Substrat des Hormons Serotonin für unser seelisches Wohlbefinden und den Schlaf von Bedeutung ist, enthält die Kakaobohne viele weitere wertvolle Inhaltsstoffe. Dazu gehören unter anderem das Methylxanthin Theobromin und die Flavonoide Procyanidin und Epicatechin. Diese Substanzen verfügen über antioxidative und entzündungshemmende Eigenschaften, reduzieren das Risiko von Herz-Kreislauf-Erkrankungen und verbessern die Gedächtnisleistung bei alten Menschen.

Laut Studien, in denen die positiven Seiten von kakaoreicher Schokolade genau unter die Lupe genommen wurden, scheint eine Tagesration von 10 g auszureichen, um die gewünschten Wirkungen zu erzielen. Dabei handelt es sich sozusagen um die „therapeutische Dosis". Bei allem, was darüber hinausgeht, überwiegt der negative

Effekt des enthaltenen Zuckers. 10 g entsprechen einem Zehntel einer normalen Tafel. Auch wenn das für einen gestandenen „Schokoholic" nicht gerade befriedigend ist, brauchen wir aber immerhin nicht zur Gänze darauf zu verzichten.

Haben Sie sich übrigens schon einmal gefragt, warum dunkle Schokolade deutlich mehr Kalorien hat als Vollmilch- oder weiße Schokolade? Auch das liegt an dem höheren Kakaogehalt, der nämlich auch über einen größeren Fettanteil verfügt. Mehr Fett bedeutet dann zwangsläufig mehr Kalorien. Ich kann Sie aber auch diesbezüglich ein wenig beruhigen, da es sich bei diesem Fett um ein vergleichsweise gesundes handelt.

Es wird getrunken – hier zu viel, da zu wenig

Egal, um welche Art von Flüssigkeit es sich handelt, das Thema „Trinken" ist für unsere Gesundheit wichtig und diskussionswürdig. Ob wir nun zu viel Alkohol konsumieren, uns mit Unmengen an gesüßtem Milchkaffee durch einen hektischen Arbeitstag peitschen, zu oft zu Säften oder Limonaden greifen oder einfach zu wenig Wasser trinken, in all diesen Fällen schaden wir unserer Gesundheit. Unser Trinkverhalten ist ebenso bedeutend wie unser Essverhalten.

Geht es darum, unsere Zellen ausreichend mit Flüssigkeit zu versorgen, so neigen wir zu Nachlässigkeit. Die meisten Menschen trinken zu wenig und erst dann, wenn sie ein intensives Durstgefühl verspüren. Sehr oft wird Durst auch mit Hunger verwechselt, woraufhin viele „Durstige" Obst essen. Diese falsche Reaktion kann weder Sinn noch Zweck der Sache sein und ist auch keinesfalls zielführend.

Ist Ihnen übrigens schon mal aufgefallen, dass wir in Bezug auf die Flüssigkeitszufuhr kein Äquivalent zu satt kennen? Hungrig – satt, durstig – ...? Das sagt doch alles, oder?

Das leidige Thema Alkohol

Jawohl, ich bekenne mich dazu. Ich bin keine Ausnahme. Ja, auch ich trinke ab und an mal gerne ein Gläschen Wein. Oder auch mal zwei

Gläser Wein. Und meinetwegen, ja, doch! Auch ich habe im Laufe eines Abends schon mal eine ganze Flasche vernichtet. Jetzt ist es raus! – Ich hoffe aber, Sie lesen jetzt trotzdem weiter.

Glücklicherweise gelingt mir beim Alkoholkonsum dasselbe wie bei der Auswahl meiner bevorzugten Süßigkeiten: Ich beschränke mich gerne auf die am wenigsten bedenkliche Variante. Zum einen also, wenn ich Lust auf etwas Süßes habe, greife ich wie bereits erwähnt am liebsten zu dunkler Schokolade mit hohem Kakaoanteil. Und zum anderen – und damit sind wir auch schon bei meinem persönlichen „Laster" angelangt – trinke ich sehr gerne ein Glas Rotwein. Hochprozentige Getränke meide ich hingegen wie der Teufel das Weihwasser.

Ich möchte mein „Geständnis" aber noch ein wenig konkretisieren. Beim Thema Alkohol sicherheitshalber ein wenig ins Detail zu gehen, lehrte mich das Auditorium einer Gesellschaft, vor der ich vor Jahren einen Vortrag zum Thema „Gesunder Lebensstil" hielt. Als ich die WHO-Empfehlung wiedergab, laut der für Frauen ein Achtel und für Männer zwei Achtel Wein pro Tag als gesundheitlich unbedenklich gelten, unterlief mir der kleine Fehler, statt Achtel das Wort Glas beziehungsweise Gläser zu verwenden. Ehe ich fortsetzen konnte, rief ein Mann aus dem Publikum dazwischen: „Dann nehme ich bitte Halbe-Liter-Gläser!" Lautes Gelächter erfüllte den Saal. Wie Sie sehen, muss man es beim Alkoholkonsum ganz genau nehmen, sonst wird einem von einem durstigen Zeitgenossen sofort das Wort im Mund umgedreht. Aus diesem Grund möchte ich also meine Beichte noch ergänzen: Ich trinke ganz gerne mal ein Achtel Wein – und wenn ich von einer Flasche Wein spreche, dann meine ich selbstverständlich keine Magnumflasche, sondern eine ganz gewöhnliche 0,75-Liter-Flasche. So, hätten wir das auch geklärt! Jetzt bin ich beruhigt.

Warum ist das Thema Alkohol für uns alle aber tatsächlich so brisant und so problematisch? Alkohol ist und bleibt eine Alltagsdroge. Auch wenn unsere Gesellschaft mit diesem hochwirksamen Rauschmittel mehr oder minder gut umzugehen gelernt hat, wird Alkohol sehr oft missbräuchlich verwendet. Nämlich nicht als Genussmittel im Rahmen eines feinen Essens oder zum Anstoßen auf ein freudiges

Ereignis, sondern zur Bewältigung von Problemen und zum Vergessen von Anspannung und Frust. Wie oft hörte ich in den vergangenen Jahren einen Satz, der wohl vielen von uns geläufig ist: „Jeden Abend, wenn ich geschafft und angespannt von der Arbeit nach Hause komme, brauche ich mal ein Glas Wein, um wieder runterzukommen."

Der Alkohol und die mit ihm verbundenen Wirkungen auf unser zentrales Nervensystem werden als Mittel zum Zweck verwendet. Nicht zum Genuss, sondern zum „Runterkommen". Reicht uns ein Glas aus, so könnte man noch über die Unbedenklichkeit und Sinnhaftigkeit dieses „therapeutischen Achtels" diskutieren. Bei den meisten Menschen bleibt es aber nicht bei diesem einen Achtel. Und genau das ist entscheidend und darf niemals verharmlost werden.

Abgesehen von den Gefahren, die mit extremen Ausprägungen des Alkoholmissbrauchs verbunden sind, ist Alkohol auch für den Genusstrinker aus gesundheitlicher Hinsicht immer mit Vorsicht und ausschließlich in Maßen zu konsumieren. Dafür gibt es aus meiner Sicht drei Hauptgründe: Alkohol liefert erstens nicht nur viele „leere" Kalorien, sondern zweitens in Abhängigkeit der Alkoholart auch große Mengen Zucker. Und drittens regt er die Aktivität der Aromatase an. Dabei handelt es sich um ein Enzym, das die Umwandlung von Androgenen zu Östrogenen bewirkt, was die Zunahme des Körperfettanteils begünstigt.

Menschen, die abnehmen wollen oder unter Übergewicht oder Fettleibigkeit leiden, sollten sich auch dieser unerwünschten Nebenwirkungen des Alkohols bewusst sein und lieber – zumindest temporär – zur Gänze auf Alkohol verzichten.

Der Rotwein und das Herz

„Wenn es nur um das Herz und die Blutgefäße ginge, so könnte man gar nicht genug Rotwein trinken!" So lautet ein Zitat eines bekannten Herzspezialisten, das ich immer wieder gerne erwähne. Tatsächlich lässt sich dem Alkohol auch Gutes abgewinnen und auch hier macht die Dosis das Gift. Wer den Schaden begrenzen beziehungsweise den größtmöglichen Nutzen davontragen will, sollte jedenfalls dem Rotwein den Vorzug geben.

Zahlreiche Publikationen aus renommierten Wissenschaftsjournalen belegen die positiven Wirkungen, die Rotwein und sein diesbezüglich wichtigster Inhaltstoff Resveratrol auf das kardiovaskuläre System ausüben. Daraus geht durch die Bank hervor, dass Menschen, die regelmäßig Rotwein in moderaten Mengen trinken, ein niedrigeres Risiko für Herz-Kreislauf-Erkrankungen haben als Menschen, die das nicht tun. Kann man tatsächlich behaupten, dass Menschen, die täglich ein Glas Rotwein trinken, mehr für ihre Gesundheit tun als Menschen, die Alkohol zur Gänze meiden? Bisherigen Forschungsergebnissen zufolge findet diese Frage sehr wohl ihre Berechtigung. Für eine gesicherte Antwort sind aber noch weitere Untersuchungen erforderlich. Der Grat zwischen Nutzen und Risiko ist schmal und sollte deswegen auch mit Vorsicht beschritten werden.

Weine, die aus Gebieten mit einem großen Tag-Nacht-Temperaturunterschied stammen, beinhalten besonders viel Resveratrol. Unter diesen sind die Traubensorten Tannat, Cabernet Sauvignon und Merlot nochmals hervorzuheben. Bei Weinen, die lange in Barrique ausgebaut wurden, was prinzipiell als Qualitätsmerkmal anzusehen ist, scheint der Resveratrolgehalt wiederum rapide abzunehmen.

Trauben, egal in welcher Form genossen, sind sehr gesund. Sie beinhalten neben Resveratrol noch viele weitere wertvolle Inhaltsstoffe, darunter die oligomeren Proanthocyanidine (OPC), verschiedene Phenolsäuren, Flavonoide, Katechine und Tannine.

Eine sehr interessante Studie, in der verschiedene Getränke auf ihren Polyphenolgehalt hin untersucht und daraufhin nach ihrer gesundheitlichen Wertigkeit gereiht wurden, zeigt folgendes Resultat: Bei den zehn ausgewerteten Getränken belegte Rotwein – als einziges alkoholisches Getränk im Rennen – Platz 2. Auf Platz 1 landete Granatapfelsaft. Das Schlusslicht bildete Apfelsaft.

Unser Lieblingsgetränk

Die Frage nach dem gesundheitlichen Stellenwert von Kaffee bekomme ich in meiner Praxis sehr oft gestellt. Dabei wird diese Frage stets von einem ängstlich besorgten Unterton begleitet. Meine Patienten fürchten offenbar sehr, dass ich ihnen ihren geliebten Kaffee „verbiete". Nun, da kann ich auch Sie schon mal beruhigen und versichern, dass ich das nicht tun werde! Dazu besteht kein Anlass. Wenngleich auch hier natürlich gilt: Die Dosis macht das Gift. Prinzipiell aber stellt Kaffee, sofern man ihn in vernünftigen Mengen konsumiert, keinesfalls ein Gesundheitsrisiko dar. Und im vernünftigen Mengenbereich bewegen wir uns, solange wir pro Tag nicht mehr als 3 Espressi trinken. Ich denke, dass damit eigentlich ein jeder sein Auslangen finden müsste.

Ich persönlich liebe Kaffee und halte seinen Konsum auch durchaus für empfehlenswert. Bedenken hinsichtlich der zugeführten Koffeinmengen sind viel eher bei Energydrinks angebracht, die für gewöhnlich wesentlich höhere Dosen enthalten als ein herkömmlicher Kaffee. Allerdings sollten wir Kaffee ohne Zucker genießen! Ob Sie Ihren Kaffee lieber mit oder ohne Milch genießen wollen, bleibt Ihnen überlassen. Das bleibt gesundheitlich ohne Relevanz. Wer gerne und viel Milchkaffee trinkt, sollte sich aber darüber im Klaren sein, dass er pro Tasse etwa 150 kcal und überdies den Zucker aus der Milch zu sich nimmt. Kaffee muss schmecken, das ist wichtig. Trotzdem wäre die naturbelassene „schwarze" Variante die beste.

Die zahlreichen Studien, in denen Kaffee auf Herz und Nieren geprüft wurde, berichten zumeist Erfreuliches und widerlegen damit die allgemeine Einschätzung, Kaffee sei ungesund. Wer Kaffee richtig dosiert, reduziert sein Risiko, an Diabetes und Leberkrebs zu erkranken. In Bezug auf die Leber handelt es sich sogar um eine Risikoreduktion um bis zu 50 %. Ebenso ist erwiesen, dass Kaffee die Gefahr der Gallensteinbildung mindert. Laut rezenten Studienergebnissen führt sein Genuss zwar zu einer kurzfristigen Erhöhung des Blutdrucks, stellt aber für die Entwicklung eines krankhaften Bluthochdrucks keinesfalls einen Risikofaktor dar.

Die gesundheitlichen Wirkungen von Kaffee sind wohl zu großen Teilen dem Inhaltsstoff Koffein (oder auch Tein) zuzuschreiben, weswegen ebenso der Konsum von Tee empfehlenswert ist.

It's tea time!

Nicht zuletzt wegen seines großen Gesundheitspotenzials ist Tee seit Jahrtausenden überaus beliebt. Mittlerweile wurden seine Wirkungen auch in einer Vielzahl wissenschaftlicher Untersuchungen studiert und bewiesen.

Wie in vielen Bereichen der Medizin ist auch hier noch nicht vollends geklärt, ob es die alleinige Wirkung der Inhaltsstoffe ist, die Tee so gesund macht, oder ob seine heilenden Kräfte nicht doch auch mit dem Meditativen und Spirituellen, dem Zuruhekommen und Genießen in Verbindung stehen. In seinem Ursprung ist eine traditionelle Teezeremonie ja unzertrennlich mit den genannten Annehmlichkeiten verbunden. Die von daher interessante, noch ungeklärte Frage lautet: Inwieweit kann uns ein „Tee auf die Schnelle zwischendurch" dabei helfen, gesund zu bleiben?

Grüner und weißer Tee beinhalten große Mengen an Polyphenolen. Diese sorgen für eine deutliche Steigerung der antioxidativen Kapazität, senken den Blutdruck und wirken sich positiv auf die Blutfette aus. Die Inhaltsstoffe von grünem Tee scheinen nicht nur gesund, sondern auch einer schlanken Figur förderlich zu sein. Hierzu gibt es placebokontrollierte Studien, die zeigen, dass Menschen, die Sport betreiben und gleichzeitig Grüntee-Extrakte zu sich nehmen, mehr Körperfett verlieren können als durch Sport alleine. Das betrifft im Speziellen das gefährliche Bauchfett.

Zweifellos stellt der Konsum von Tee einen kleinen, aber sehr wichtigen Schritt auf dem Weg zu einem langen, gesunden Leben dar. Kombinieren wir ihn mit einem Wechselspiel aus Ruhe und Bewegung, scheint sich seine Wirkung zu potenzieren.

Darf ich Ihnen das Wasser reichen?

Obwohl das Thema „Wassertrinken" auf den ersten Blick sehr banal wirkt, sollten wir seine Bedeutung nicht unterschätzen. Die ausreichende Versorgung mit Flüssigkeit bleibt eine tägliche Herausforderung. Eine Herausforderung, die uns allen – leider oft unbemerkt – immer wieder zu schaffen macht und der wir uns unbedingt stellen müssen!

Unser Körper besteht zu einem Großteil aus Wasser, und jede einzelne Zelle benötigt Flüssigkeit, um ordnungsgemäß zu funktionieren. Daher ist es unabdingbar, dass wir unserem Körper genug Wasser zur Verfügung stellen. Österreich verfügt über eine ausgesprochen gute Trinkwasserqualität, weswegen man hierzulande durchaus auf Leitungswasser zurückgreifen darf. Die Kosten und die Kalorien, die diverse Säfte oder Limonaden mit sich bringen, können wir getrost einsparen.

Wir müssen uns selber überlisten. Wer zu lange wartet, ist dehydriert. Und das passiert schneller, als man glaubt! Platzieren Sie Wasserflaschen oder -gläser griffbereit an verschiedenen Orten Ihrer Umgebung. Besorgen Sie sich Trinkflaschen für unterwegs und verlassen Sie morgens niemals das Haus, ohne zuvor zumindest einen halben Liter getrunken zu haben.

Ein Flüssigkeitsmangel ist mit zahlreichen gesundheitlichen Nachteilen verbunden. Ist man dehydriert, zeigen sich rasch einsetzende Symptome wie Kopfschmerzen, Konzentrationsstörungen oder Leistungsabfall. Unsere Nieren benötigen Flüssigkeit, um diverse Schadstoffe auszuscheiden. Die Entgiftung kann also nur gelingen, wenn wir uns regelmäßig mit Wasser versorgen. Auch Abnehmen und Schlanksein sind an den Flüssigkeitshaushalt gebunden. Wer zu wenig trinkt, isst erfahrungsgemäß mehr und untergräbt damit seine Bemühungen um eine gute Figur.

Es wäre wünschenswert, dass wir zumindest zwei Liter ungezuckerte Flüssigkeiten pro Tag zu uns nehmen. Bei körperlichen Betätigungen, die wir ja ganz regelmäßig in unseren Lebensalltag einbauen sollten, darf es – und sollte es – sogar ein bisschen mehr sein.

Auch wenn Ernährung für viele Menschen leider kein großes Thema zu sein scheint, ist es für unsere Gesundheit doch von entscheidender Bedeutung. Obendrein fällt es selbst gesundheitsbewusst lebenden Konsumenten heutzutage nicht leicht, für eine gesunde Ernährung immer die richtige Wahl zu treffen. Die traurige Wahrheit ist, wir ernähren uns vorwiegend ungesund und werden immer dicker, was eine Reihe gesundheitlicher Konsequenzen nach sich zieht. Das Angebot an Ernährungsempfehlungen und -strategien ist mittlerweile beinahe so groß wie die Auswahl an Lebensmitteln. Was auf unserem Teller landet, ist wohl genauso entscheidend wie die Menge, die wir täglich konsumieren. Eine Vielzahl an Nahrungsmitteln ist dafür bekannt, in unserem Körper wertvolle gesundheitliche Wirkungen zu entfalten. Das sollten wir uns so oft wie möglich zunutze machen. Denn unsere Ernährungsgewohnheiten entscheiden über körperliche Be- oder Entlastung, Gesundheit oder Krankheit, Wohlbefinden oder Beschwerlichkeit. Jeden Tag bietet sich uns aufs Neue die Chance, die richtige Entscheidung zu treffen und uns für das bessere Essen zu entscheiden.

Vital
stoff
medizin

Schluss mit dem Schrotflintenprinzip

Die Vitalstoffmedizin (orthomolekulare Medizin) beschäftigt sich mit dem Gebiet der Mikronährstoffe und hat sich in den letzten Jahren zu einem eigenständigen Wissenschaftsfeld entwickelt. Diesem widmen sich mittlerweile zahlreiche Chemiker, Pharmazeuten und Ärzte, indem sie ihre Erkenntnisse aus Praxis und Theorie sammeln, prüfen und vergleichen. Und das ist höchst erfreulich so, denn die Zusammenhänge und Wirkmechanismen der Einzelsubstanzen sind komplex und sehr vielseitig und jede veröffentlichte Studie kann neue Aufschlüsse bringen.

Zu den bekanntesten Vitalstoffen zählen Vitamine, Spurenelemente, Mineralstoffe, vitaminähnliche Substanzen, Fettsäuren und Aminosäuren. Diese Substanzen sind für unseren Organismus lebenswichtig. Zum einen stützen sie durch ihre antioxidativen Eigenschaften das Immunsystem, zum anderen wirken sie als Cofaktoren an zahlreichen Stoffwechselprozessen mit. Bei einem Fehlen von oder Mangel an Vitalstoffen kann es zu vielerlei Störungen kommen, die sich zumeist in einer Immunschwäche oder hormonellen Problemen äußern.

Typische Fragen, vor denen wir dabei immer wieder stehen, lauten: Brauchen wir Nahrungsergänzungsmittel oder bekommen wir alles, was wir benötigen, über unsere Ernährung? Ist es sinnvoll, Vitaminpräparate zu schlucken, oder steckt dahinter nur Geldmacherei? Schaden wir uns vielleicht sogar, wenn wir Vitaminpillen einnehmen, oder verpassen wir eine große Chance, wenn wir es nicht tun?

Obwohl weltweit zahlreiche Wissenschaftler versuchen, in groß angelegten Studien darüber Klarheit zu finden, gehen die Meinungen zur Vitalstoffmedizin nach wie vor auseinander.

Bevor man sich für oder gegen die Einnahme von Mikronährstoffe entscheidet, sollte man sich mit einigen praktischen Fragen auseinandersetzen. Was will ich mit der Einnahme bezwecken? Erwarte ich mir eine therapeutische Wirkung oder will ich Prävention betreiben? Habe ich Beschwerden und wenn ja, welche beziehungsweise inwiefern könnten diese mit einem Ungleichgewicht im Vitalstoffhaushalt zusammenhängen?

Wir müssen genauer hinsehen

Die Frage, ob tatsächlich jeder Mensch Supplemente zuführen muss, um gesund zu bleiben, kann man – so meine persönliche Meinung – mit einem Nein beantworten. Ist ein Mangel an Mikronährstoffen weitverbreitet? Sind wir unterversorgt? Ja, sind wir. Das Problem bei der Sache ist, dass in der ärztlichen Praxis zu wenig gemessen wird. Wir sollten den individuellen Patienten genauer unter die Lupe nehmen.

Über eine venöse Blutabnahme kann man aus dem Vollblut – das bedeutet, auch Blutzellen werden auf deren Mikronährstoffgehalt hin untersucht – den exakten Gehalt an Vitalstoffen bestimmen. Eine Vollblutanalyse ist deswegen notwendig, weil manche Messwerte nur in den Zellen relevant und aussagekräftig sind. Wir müssen also dort nachsehen, wo wir repräsentative Ergebnisse finden. Eine Schwierigkeit bei diesen Untersuchungen sind die Kosten. Die werden von den gesetzlichen Krankenkassen nämlich leider nicht übernommen. Aus diesem Grund bleiben diese Spezialanalysen den Menschen vorbehalten, die die Laborkosten in ihre Gesundheit investieren wollen oder über eine private Zusatzversicherung verfügen.

Bevor wir uns also für oder gegen die Einnahme von orthomolekularen Substanzen entscheiden, brauchen wir aussagekräftige Messergebnisse. Erst dann kann individuell beraten, dosiert und therapiert werden. Bei Bedarf bietet der Einsatz von Mikronährstoffen eine natürliche und nebenwirkungsfreie, aber sehr effektive Maßnahme zur Behandlung und Behebung von Beschwerden und Leiden. Auf diese Weise kann vielen Menschen auch die Einnahme belastender Medikamente erspart werden. Das ist sowohl durch Studien belegt als auch aus praktischer Erfahrung bekannt. Keinesfalls dürfen Nahrungsergänzungsmittel als Wundermittel oder Allheilmittel angesehen werden. Wer aber jede Sinnhaftigkeit von Mikronährstoffen mit dem Argument, es gäbe in unserer Zeit doch keine Mangelzustände mehr, abstreitet, der hat einfach nicht gemessen!

Warum entsteht nun ein Mangel? Manche Menschen sind fast ein wenig enttäuscht, wenn man ihnen ihre Vitalstoffbefunde vorlegt. Gerade jene Menschen, die sich redlich bemühen, sich besonders bewusst zu ernähren und gesund zu leben, sind oft felsenfest davon überzeugt, dass das doch ausreichen muss, jeglichen Versorgungsmangel zu vermeiden. Diesbezüglich sollten wir ein paar Überlegungen anstellen. Was kann zu einem Vitalstoffmangel führen? Eine ungesunde, unausgewogene, vitalstoffarme Ernährungsform bildet naturgemäß die Hauptursache für Defizite im Vitalstoffbereich. Das ist leider sehr häufig der Fall. Viele Menschen essen viel zu wenig frisches Gemüse, frisches Obst, wertvolles Eiweiß oder fette Seefische. Dies führt zu einer insuffizienten Versorgung unseres Körpers. In diesem Fall ist das Problem offensichtlich selbst verschuldet.

Heutzutage besteht aber durchaus die Gefahr, trotz des bewussten Bemühens nicht genügend Vitalstoffe zu sich zu nehmen. Die Ursache liegt dann oft darin, dass die Lebensmittel nicht mehr die Menge an Mikronährstoffen enthalten, die zu erwarten wäre. Niemand weiß, wie viele Vitamine in der Orange, die wir heute Morgen zum Frühstück gegessen haben, tatsächlich noch enthalten waren. Wie lange lag sie schon im Supermarktregal? Wie unreif wurde sie geerntet? Was hat sie für Transportwege und Lagerungszeiten hinter sich? Viele Vitamine sind licht- und wärmeempfindlich. Die moderne Lebensmittelproduktion, vom Anbau über den Handel bis zur Lagerung, bedingen, dass ein Großteil der Vitalstoffe zum Zeitpunkt des Verzehrs verloren ist. In welchem Ausmaß dies der Fall ist, bleibt aber ungewiss, da wir in unserem Lebensalltag keine Möglichkeiten haben, es zu überprüfen. Viele Studien deuten darauf hin, dass der Vitalstoffgehalt unserer Lebensmittel abnimmt. Können wir also überhaupt noch genug essen, um uns ausreichend zu versorgen? Dies gelingt wahrscheinlich nur noch wenigen.

Gehen wir aber einmal davon aus, dass es uns gelingen könnte. So bleibt auf der anderen Seite noch zu klären, wie viele Vitalstoffe wir pro Tag verbrauchen. Das Leben des 21. Jahrhunderts ist für viele Menschen ein überaus belastendes. Die Herausforderungen des Alltags werden immer größer. Tempo bestimmt unser Leben. Geschwindigkeit verbraucht Ressourcen. Wer beansprucht wird, hat einen Mehrbedarf an Vitalstoffen. Stress ist einer der größten Mikronährstoffräuber, die wir kennen. Davon ist vor allem die Gruppe der B-Vitamine betroffen. Aber nicht nur Gestresste, sondern auch andere Personengruppen sind dafür bekannt, dass sie einen Mehrbedarf an Vitalstoffen haben. Zu diesen zählen Kranke und Alte, werdende und stillende Mütter, Personen, die regelmäßig Medikamente einnehmen, und auch Leistungssportler. Letztgenannte leben meistens sehr gesund, verbrauchen aufgrund ihrer körperlichen Beanspruchung aber so viel Substanz, dass sie ohne eine externe Mikronährstoffzufuhr nur unzureichend versorgt sind. Chronische Infekte und Leistungseinbußen sind häufige Folgen, weswegen die Einnahme von Supplementen von den meisten Profis gerne in Anspruch genommen wird.

Durch diverse Belastungen unseres Körpers – etwa durch Schwermetalle – werden wichtige Vitamine, Mineralstoffe und Spurenelemente wie Zink oder Selen verbraucht. Der Verlust antioxidativer Mikronährstoffe mindert unsere Entgiftungskapazität. Daraus entsteht ein Ungleichgewicht zwischen den belastenden freien Radikalen einerseits und der antioxidativen Kapazität andererseits. Diese Dysbalance gefährdet unsere Gesundheit! In weiterer Folge können Störungen des Enzym- und Hormonhaushaltes auftreten.

Es gilt also zu klären, wo das Problem begraben liegt. Ist es die offensichtlich schlechte Ernährung, so können wir diese optimieren. Einen Mangel an Vitalstoffen in unseren Lebensmitteln können wir durch die Wahl großer Mengen an frischen Produkten zu kompensieren versuchen. Fallen Sie – wie auch ich – in die dritte Kategorie, so verbrauchen Sie einfach mehr, als Sie zuführen können. In diesem Fall sollten Sie für die Ergänzung von Mikronährstoffen offen sein und darangehen, mittels einer gezielten Analyse und der daraus resultierenden individuellen Therapie die Mängel zu beheben.

Da der Nahrungsergänzungsmittelmarkt von Jahr zu Jahr wächst, kann es selbst dem versierten Laien passieren, dass er den Überblick verliert und angesichts der Vielzahl an Möglichkeiten überfordert ist. Aus diesem Grund sollte man sich vor dem Kauf von Produkten vom Fachmann beraten lassen.

Das Potenzial der orthomolekularen Medizin ist groß. Der aktuelle Stand der Datenlage bedingt eine kontroverse Diskussion dieses Themas. Es gibt Studien, die darauf hinweisen, dass der Einsatz einzelner Mikronährstoffe keinen gesundheitlichen Vorteil bringt, ja vereinzelt sogar unerwünschte Nebenwirkungen und Negativfolgen auftreten können. So stellten Wissenschaftler etwa fest, dass eine hoch dosierte und langfristige Vitamin E-Substitution unter Umständen mit einem gesundheitlichen Nachteil einhergehen kann. Wie kann das sein, wo Vitamin E doch als gut untersuchtes und nützliches Antioxidans bekannt ist? Der genaue Mechanismus ist noch nicht geklärt, aber es dürfte damit zusammenhängen, dass Vitamin E der Gruppe fettlöslicher Vitamine angehört. Das bedeutet, dass der Körper dafür auch eine gewisse Speicherkapazität aufweist und es sich daher im Körper in größeren Mengen ansammeln kann. Bei all den Blutuntersuchungen, die ich in den vergangenen Jahren in meiner Praxis durchgeführt habe, konnte ich erst ein einziges Mal einen Vitamin E-Mangel feststellen. Aus diesen Gründen empfehle ich die Zufuhr jeder Art von Mikronährstoffen nur bei einem tatsächlich bestehenden Defizit. Es gilt, Mangelzustände auszugleichen, nicht, den Körper mit breit gestreuten Vitaminen zu versorgen, von denen die meisten ohnehin in ausreichender Menge vorhanden sind.

Setzen wir Vitalstoffe individuell und zielorientiert ein, so kommt es in vielen Fällen zu einer deutlichen Steigerung des Wohlbefindens, dem Verschwinden von Beschwerden und einer Verbesserung der Abwehrlage. Diese Wirkungen sind auch durch zahlreiche Studien nachgewiesen. Grundvoraussetzung für den erfolgreichen Einsatz von Mikronährstoffen ist ein fundiertes orthomolekulares Wissen. Die Dosis, die Art des Produktes, die Darreichungsform, die richtige Kombination und die Dauer der Therapie bilden die Säulen eines Gesamtkonzeptes. An dieser Stelle möchte ich aber betonen: Wenn wir unser körperliches Wohlbefinden durch ungesunde Lebensgewohnheiten beeinträchtigen, so lässt sich das keinesfalls einfach durch das „Schlucken der richtigen Pillen" wiedergutmachen. Unsere Gesundheit ist und bleibt allen voran eine Frage des richtigen Lebensstils!

Sollten Sie sich für das Thema Vitalstoffe interessieren, empfehle ich, unbedingt einen Experten aufzusuchen und sich beraten zu lassen. Es wäre sehr schade, wenn Sie Ihr Geld für Nahrungsergänzungsmittel ausgeben und Ihre Erwartungen aufgrund fehlender Vorinformation enttäuscht werden.

Vitale Highlights

Von meinen Patienten werde ich sehr oft gefragt, welche Vitalstoffe ich denn selbst regelmäßig einnehme. Gerne lüfte ich mein Geheimnis. Ich möchte aber auch nochmals darauf hinweisen, dass jeder für sich selbst zu klären hat, was er mit der Einnahme von Mikronährstoffen bezwecken möchte. Will man Krankheiten vorbeugen, Mängel beheben, beginnende Infekte im Keim ersticken, die Qualität von Haut und Haaren verbessern oder Well-Aging betreiben? Einzig daran sollten wir uns bei der Einnahme von Nahrungsergänzungsmitteln orientieren. Aber zurück zu meinem „Geheimnis": Unabhängig davon, wie es mir geht oder ob ich aktuelle Mangelzustände beheben will, nehme ich täglich ein von mir entwickeltes Produkt namens „fruit punch" ein. Dieses besteht aus einer Kombination aus Gojibeeren-, Acaibeeren- und Mangostaneextrakt. Zum einen fühle ich mich damit insgesamt wesentlich wohler und zum anderen bin ich überzeugt, es hilft mir dabei, meine Gesundheit zu erhalten.

Es gibt aber noch einige weitere Mikronährstoffe, die ich für besonders bedeutend halte. Einerseits, weil sie sehr oft mangelhaft vorliegen, andererseits, weil sie aufgrund ihres gesundheitlichen Wirkungsspektrums unbedingt gesondert Erwähnung finden sollten.

Als Allererstes möchte ich über ein Vitamin berichten, dessen Popularität und gesundheitliche Bedeutung in den letzten Jahren zu Recht stark zugenommen hat. Wer für die kalte Jahreszeit gewappnet sein möchte, der sollte regelmäßig seinen Vitamin D-Spiegel überprüfen lassen.

Das Vitamin D

Das „Sonnenvitamin" ist mittlerweile in aller Munde. Egal ob Laie, Orthomolekular-, Alternativ- oder Schulmediziner, jeder kennt und preist die Vorzüge von Vitamin D (Cholecalciferol). Ich bin sicher, auch Sie haben schon viel davon gehört. Vitamin D ist eines jener essenziellen Vitamine, die wir bereits in den ersten Lebenstagen verabreicht bekommen, weil bekannt ist, dass es dem Körper oft nur unzureichend zur Verfügung steht.

Normalerweise wird Vitamin D größtenteils mithilfe von UVB-Strahlung der Sonne in der Haut produziert. Früher galt, dass tägliches Sonnenbaden in der Dauer von 30 Minuten eine ausreichende Versorgung sicherstellen würde. In den letzten Jahren hat sich aber gezeigt, dass Mängel wesentlich häufiger und ausgeprägter auftreten als vermutet. Tatsächlich ist es so – und das ergeben auch die Laboranalysen aus meiner Praxis –, dass in den Herbst- und Wintermonaten zwischen 80 und 90 % aller Menschen unter einem Vitamin D-Mangel leiden. Dieser Mangel ist mit zahlreichen Gesundheitsrisiken verbunden und kann mit verschiedenen Symptomen einhergehen.

Das 1-α,25-Dihydroxyvitamin D_3 ist die biologisch aktive Form von Vitamin D und spielt eine wichtige Rolle in unserem Calcium- und Phosphorhaushalt. Diese Funktion wurde dem Vitamin D seit jeher zugeschrieben. Mittlerweile weiß man aber, dass diesem Vitalstoff weitaus mehr Bedeutung zukommt:

- Vitamin D besitzt zusätzlich eine hormonelle Partialwirkung. Die Tatsache, dass fast alle Körperzellen Vitamin D-Rezeptoren besitzen, unterstreicht ebenso seine Wichtigkeit für unsere Gesundheit.
- Aufgrund seiner guten immunmodulatorischen Eigenschaften stellt es eine entscheidende Stütze unseres Immunsystems dar.

Laut neueren Erkenntnissen ist ein Mangel mit einem erhöhten Risiko für Autoimmunerkrankungen verbunden.

- Vitamin D scheint auch eine protektive Wirkung bezüglich Entstehung von Dickdarm-, Brust- und Prostatakrebs auszuüben beziehungsweise wird ein chronischer Mangel mit einem erhöhten Risiko für diese Erkrankungen assoziiert.
- Studienergebnisse stützen die These, dass Vitamin D auch für die Detoxifizierung eine wichtige Rolle spielt und vor Schäden durch Umweltgifte zu schützen vermag. Diesbezügliche Effekte konnten in Tierversuchen bereits sechs Stunden nach Verabreichung von Vitamin D beobachtet werden. Dabei handelte es um die Aktivierung der detoxifizierenden Phase-I- und Phase-II-Enzyme und einer gesteigerten Expression von Antioxidans-Genen.
- Weiters ist bekannt, dass ein Vitamin-D-Mangel mit einem erhöhten Risiko für Herz-Kreislauf-Erkrankungen, Depressionen, Diabetes und multipler Sklerose verbunden ist.
- Mittlerweile belegen auch mehrere Studien, dass die Gabe von Vitamin D bei Herz- und Nierenpatienten zu einer deutlichen Verbesserung der kardialen Leistung führt.

Es scheint also nur wenige Krankheitsbilder zu geben, bei denen Vitamin D keine Rolle spielt. Nicht wenige Menschen profitieren auch subjektiv spürbar von einer Vitamin-D-Substitution. Auch hier sollte stets das Ziel sein, tatsächliche Mangelzustände zu beheben. Eine Mehrzufuhr bei normalen Werten ist weder notwendig noch sinnvoll. Da Vitamin D zu den fettlöslichen Vitaminen gehört, ist eine Überdosierung grundsätzlich möglich. Eine tatsächliche Intoxikation ist aber äußert selten und sehr unwahrscheinlich.

Jedenfalls sind sowohl Dosis als auch Dauer der Behandlung den vorliegenden Befunden anzupassen. Trotzdem werden leider auch Empfehlungen ausgesprochen, die im insuffizienten Dosisbereich liegen und daher wirkungslos bleiben. Ist ein ausgeprägter Mangel nachgewiesen, kann eine Behandlung mit bis zu 5.000 I. E. Vitamin D pro Tag über mehrere Wochen bis Monate hinweg notwendig sein. In diesen Fällen sollte man beherzt vorgehen. Eine suffiziente Zufuhr beginnt – abhängig von den vorliegenden Werten – bei 1.000 I. E. täglich.

Die α-Liponsäure

Diese schwefelhaltige Fettsäure gehört zur Gruppe der Vitaminoide (vitaminähnliche Substanzen) und wird auch Thioctsäure genannt. Sie ist ein wahres Multitalent und stellt eines der potentesten Antioxidantien dar, die unserem Körper zur Verfügung stehen. Dabei wirkt sie sowohl in ihrer oxidierten Form als α-Liponsäure als auch in ihrer reduzierten Form als Dihydroliponsäure und bildet somit das perfekte Redoxpaar. Aufgrund ihrer neuroprotektiven und analgetischen (schmerzstillenden) Wirkungen fand sie ihren Einsatz ursprünglich bei der Behandlung der diabetischen Polyneuropathie. Ihre zusätzliche, ausgenommen hohe antioxidative Kapazität entsteht dadurch, dass sie als eigenständiges lipo- und hydrophiles Antioxidans wirksam ist und zugleich Vitamin C, Vitamin E, Coenzym Q10 und Glutathion (GSH) regeneriert. Damit wirkt dieses Vitaminoid parallel auf mehreren Ebenen, was seine antioxidativen Fähigkeiten potenziert. Zusätzlich nimmt α-Liponsäure eine zentrale Position im Glukosestoffwechsel ein und unterstützt die Leber beim Entgiften.

Eine suffiziente Zufuhr beginnt – je nach vorliegenden Werten und dem Ziel der Einnahme – ab 200 mg täglich.

Wer α-Liponsäure supplementieren möchte, sollte auf den Konsum von Alkohol verzichten. Dieser mindert nämlich die Wirkung der Fettsäure. Als Kurzinfusion verabreicht, kann sie auch hoch dosiert und vom Körper optimal aufgenommen werden.

Omega-3-Fettsäuren

Omega-3-Fettsäuren gehören zu den langkettigen mehrfach ungesättigten Fettsäuren und fanden in den vorangehenden Abschnitten bereits mehrfach Erwähnung. Ihre regelmäßige Zufuhr ist von essenzieller Wichtigkeit, lässt sich im Alltag aber oftmals nur schwer bewerkstelligen.

Die bekanntesten und bislang am besten untersuchten Fettsäuren dieser Gruppe heißen Eicosapentaensäure (EPA) und Docosahexaensäure (DHA). Sie verfügen über ein sehr hohes präventivmedizinisches und therapeutisches Potenzial, das für verschiedenste Bereiche unserer Gesundheit relevant ist.

Omega-3-Fettsäuren wird eine Vielzahl an Eigenschaften zugewiesen: Sie wirken entzündungshemmend, durch die Erweiterung von Blutgefäßen durchblutungsfördernd und gelten als hilfreich bei Thrombosen und gegen hohen Blutdruck. Bestens bekannt ist ihr positiver Einfluss auf die Blutfettwerte. Ihnen wird auch eine wichtige Rolle bei der Entwicklung von Gehirn- und Nervenzellen und eine spezielle Schutzwirkung auf das Herz, insbesondere vor Herzrhythmusstörungen, zugeschrieben. Zudem gibt es Hinweise, dass sie eine Stabilisierung der Telomerenlänge bewirken können, was einen wichtigen Well-Aging-Effekt darstellt.

Die Datenlage zu den vielen Wirkungen von Omega-3-Fettsäuren wird bis heute kontrovers diskutiert. Manche der durchgeführten Studien fallen durch mangelnde Qualitätskriterien und zu niedrig gewählte Fettsäuredosen auf. Dies könnte erklären, warum sich in einzelnen Untersuchungen keine signifikanten Gesundheitswirkungen nachweisen ließen. Jedoch speziell ihre Bedeutung im Rahmen der Herzgesundheit gilt als unbestritten.

Tatsache ist auch, dass weit mehr als die Hälfte aller Menschen unter einem Mangel an Omega-3-Fettsäuren leidet, wodurch es zu einem Missverhältnis zwischen Omega-6- und Omega-3-Fettsäuren kommt. Dies resultiert in einer proinflammatorischen Stoffwechsellage, die wiederum das Risiko für diverse Krankheiten erhöht.

Eine suffiziente Zufuhr beginnt – abhängig von den vorliegenden Werten – bei 1 g täglich.

Coenzym Q10

Coenzym Q10 (Ubiquinol) ist Cofaktor zahlreicher Stoffwechselprozesse und eine der wichtigsten Substanzen für die Funktion der Mitochondrien. Da die körpereigene Biosynthese ab dem dritten Lebensjahrzehnt stetig abnimmt, ist ein Coenzym-Q10-Mangel weitverbreitet. Auch die Einnahme von Wirkstoffen aus der Medikamentengruppe Statine führt nachweislich zu einem Abfall des

Ubiquinolspiegels im Blut. Statine werden großzügig eingesetzt, um Blutfett- und Cholesterinwerte in den Normbereich zu senken.

- Coenzym Q10 ist ein wesentlicher Faktor für die ATP-Synthese, dient der Stabilisierung von Zellmembranen und ist Vermittler zellulärer Kommunikationsprozesse. Es spielt auch eine wichtige Rolle für die Herzgesundheit und stellt darüber hinaus ein hochwirksames Antioxidans dar.
- Untersuchungen zeigen, dass Menschen mit Herzinsuffizienz häufig erniedrigte Coenzym-Q10-Werte aufweisen. Durch den Ausgleich der Mangelsituation kann bei den Patienten eine deutliche Verbesserung der Gesundheitssituation erreicht werden.
- Eine sehr interessante Studie aus Schweden namens KiSel-10 konnte beweisen, dass die kombinierte Gabe von Coenzym Q10 und Selen, das auch für den Coenzym-Q10-Stoffwechsel von Bedeutung ist, zu einer 47 %igen Reduktion der kardiovaskulären Mortalität führte.

Eine suffiziente Zufuhr beginnt – je nach vorliegenden Werten und dem Ziel der Einnahme – bei 60 mg täglich.

Vitamin B$_6$

Ich möchte dieses B-Vitamin, das auch Pyridoxin genannt wird, aus zweierlei Gründen besonders hervorheben. Erstens, weil es bei vielen Menschen durch chronische Stressbelastungen, übermäßigen Alkoholkonsum oder regelmäßige Medikamenteneinnahme zu einem Vitamin-B$_6$-Mangel kommt und dieser relativ rasch mit subjektiven Beschwerden einhergehen kann. Und zweitens, weil Pyridoxin in seiner aktiven Form Pyridoxal-5-Phosphat (PLP) in unserem Körper an über einhundert enzymatischen Reaktionen beteiligt ist und eine bedeutende Rolle bei der Verstoffwechselung unserer Nahrung einnimmt. PLP ist unter anderem Coenzym für die antioxidative Glutathion-Peroxidase.

- Da Vitamin B_6 wichtige Funktionen im Rahmen des Nervensystems zu erfüllen hat, äußert sich ein Mangel häufig in Form von erhöhter Reizbarkeit, depressiven Stimmungsschwankungen und einem Verlust an Stressresistenz.
- Weitere Aufgabengebiete liegen im Hormon- und Neurotransmitterhaushalt. So ist Vitamin B_6 essenzieller Faktor für die Produktion des Botenstoffs Serotonin. Unser Schlafverhalten, die Stimmungslage und das Appetitverhalten werden durch Serotonin mitbestimmt. Störungen in diesen Bereichen sind daher möglicherweise auf einen Mangel an Vitamin B_6 zurückzuführen.
- Auch die Einnahme der Antibabypille kann zu einem Defizit der B-Vitamine führen. Mangelerscheinungen, die dadurch entstehen, werden deswegen oft mit der Pille in Verbindung gebracht und fälschlich als unerwünschte Nebenwirkung ausgelegt.

Ein Pyridoxin-Mangel kann über eine Vollblutanalyse bestimmt und durch eine gezielte Supplementierung rasch und einfach ausgeglichen werden. Eine suffiziente Zufuhr beginnt – abhängig von den vorliegenden Werten und dem Ziel der Einnahme – bei 20 mg täglich.

Das Dünnmacher-Enzym aus dem Vitamin-A-Stoffwechsel

Der Wissenschaftler Florian Kiefer berichtete 2012 von neuen Erkenntnissen rund um das Vitamin A und sorgte damit für reges Interesse.

Das Enzym Retinaldehyd-Dehydrogenase 1 – das ist eine von drei Isoformen dieses Enzyms, die zusammen den Vitamin-A-Stoffwechsel regeln – wird vor allem im viszeralen Fettgewebe gebildet und liegt dort speziell bei adipösen Menschen deutlich erhöht vor. In Experimenten mit Mäusen gelang es, diese Isoform mittels eines Antisense-Oligonukleotid auszuschalten. Und dies hatte eine hochinteressante Auswirkung: Diese Mäuse werden nicht dick!

Denn ohne Retinaldehyd-Dehydrogenase 1 häuft sich in den Zellen die Vitamin-A-Vorstufe Retinaldehyd an. Dieses aktiviert das Uncoupling-Protein Ucp1, das den Stoffwechsel der Fettzellen veranlasst, von Energiespeicherung auf Energieverbrennung umzustellen. Auch menschliche Zellen können diese Eigenschaft annehmen. Schaden erleiden die Mäuse aufgrund der fehlenden Isoform nicht, da die zwei verbleibenden Isoformen die Produktion von ausreichend Vitamin A gewährleisten.

Die Wissenschaft entdeckt laufend neue faszinierende Ansätze für einen erfolgreichen Kampf gegen Fettleibigkeit und Übergewicht. Ob und wann diese Erkenntnisse in der medizinischen Praxis Anwendung finden, lässt sich nicht vorhersagen. Unabhängig davon bin ich aber überzeugt, dass wir unsere Gesundheit auch in Zukunft nur dann erhalten können, wenn wir uns intensiv einem gesunden Lebensstil widmen.

Die Vitalstoffmedizin, auch orthomolekulare Medizin genannt, beschäftigt sich mit dem Einsatz von Mikronährstoffen und gehört zum Formenkreis der Komplementärmedizin. Zu den bekanntesten Vitalstoffen gehören die Vitamine, Fettsäuren, Aminosäuren, Mineralstoffe, Spurenelemente und vitaminähnliche Substanzen. Ob wir ausreichend mit Vitalstoffen versorgt sind, hängt einerseits von der Art und Weise unserer Ernährung ab, also davon, wie viele Vitamine wir mit dem Essen aufnehmen, und andererseits von der Menge der Vitalstoffe, die wir täglich verbrauchen. Stress- und umweltbelastete, alte oder kranke Menschen verbrauchen sehr viele Vitalstoffe und laufen deswegen Gefahr, ein Defizit zu entwickeln. Da Mikronährstoffe in unserem Körper zahlreiche Aufgaben zu erfüllen haben, sind solche Mangelzustände unbedingt zu vermeiden. Für den Erhalt der Gesundheit ist ein ausgeglichenes Verhältnis zwischen den antioxidativ wirksamen Vitalstoffen und den aggressiven freien Radikalen eine Grundvoraussetzung. Dieses Gleichgewicht gilt es zu bewahren.

Mit **Maß** und **Ziel** – das große Finale

Ob wir es wahrhaben wollen oder nicht, wir alle werden älter. Mit dem Verstreichen der Jahre werden wir weiser und gelassener. Wir werden ruhiger und vernünftiger. Im Idealfall weitet sich nur unser Horizont, nicht aber unsere Konfektionsgröße. Im Regelfall ist es leider anders. Je älter wir werden, desto größer die Herausforderung, gesund, fit und attraktiv zu bleiben. Manches geht uns mit den Jahren leichter von der Hand. Anderes jedoch verlangt von uns stets mehr Aufwand und Anstrengung, als uns lieb ist.

Wer gesund sein will, muss etwas dafür tun. Sich um seine Gesundheit zu bemühen, ist eine Aufgabe, die uns ein Leben lang begleitet. Eine Aufgabe, die uns fordern wird. Eine Herausforderung, die uns manchmal auch einschränkt und Verzicht abverlangt. Trotzdem ist es das wichtigste Vorhaben unseres Lebens und die schönste Aufgabe überhaupt! Wir übernehmen Eigenverantwortung und kümmern uns um unsere Gesundheit.

Die Belohnung wird ein langes, aktives und gesundes Leben sein, wir werden es in vollen Zügen genießen!

Es geht uns zu gut. Geht es uns zu gut? Haben wir zu viel? Warum ist es uns dann doch immer zu wenig? Wir sind zu müde. Es ist zu mühsam. Wir haben zu wenig Zeit, etwas zu verändern.

Kompromisse gehen wir keine ein. Das ist nicht unsere Stärke. Lieben wir das Ungleichgewicht? Das Extreme? Bewegen wir uns deswegen viel zu wenig, essen wir deswegen viel zu viel? Ein Is(s)t-Zustand ohne lebenswerte Zukunft? Oder sind wir einfach nur zu kurzsichtig? Und ist sie einfach nur zu weit weg, die Zukunft?

Jeder will alt werden, aber niemand will sich alt fühlen.

Alle paar Sekunden verhungert ein Mensch, während ein anderer an den Folgen einer Zivilisationskrankheit verstirbt. Erstmals in der Geschichte der Menschheit wird Überfluss zur größeren Gefahr als Mangel.

Die vermeintlichen Segnungen des Wohlstandes ersticken jede Bereitschaft zu Verzicht. Wir driften in ein habituelles Ungleichgewicht, in dem wir Maß und Ziel aus den Augen verlieren. Das Maß, das Genuss inkludiert, aber mit Grenzen. Und das Ziel: der Erhalt der Gesundheit und ein langes, vitales Leben.

Danksagung

Abschließend möchte ich mich gerne bei den Menschen bedanken, die maßgeblich an der Entstehung dieses Buches beteiligt waren:

Allen voran bei meiner Frau Lisa, die mich während der unzähligen Schreibstunden stets geduldig, verständnisvoll und fürsorglich unterstützt hat.

Bei meiner Großmutter Milli, die aufgrund ihres Lebensstils für mich nicht nur ein Vorbild darstellt, sondern mir für dieses Buch auch als Interviewpartnerin zur Verfügung stand.

Bei meinem geschätzten Lektor Herrn Mag. Franz Tettinger, der mich auf überaus professionelle Art und Weise angeleitet hat und mir bei schwierigen Entscheidungen stets zur Seite gestanden ist.

Bei allen Patienten, die mich zu diesem Buch inspiriert haben.

Und nicht zuletzt bei der Familie Borovansky, die mir durch ihre herzliche Art von Anfang an das Gefühl gab, zur Braumüller-Familie zu gehören.

Literatur

Weiterführende Publikationen des Autors

Matthai, C.: „Die Nachuntersuchung und Beschreibung der Veränderung der Körperzusammensetzung einer Patientengruppe mit Morbider Obesitas etwa eineinhalb Jahre nach Beendigung des Optifast 800° Junior Programms". Dissertation veröffentlicht im Wiener Universitätsverlag 2002.

Matthai, C.: CHANGE – das Lifestyle-Abnehmprogramm. Jänner 2009, Kneipp Verlag.

Matthai, C.: Das Detox-Kochbuch. Entgiften und dabei abnehmen. Februar 2011, Kneipp Verlag.

Matthai, C.: Detox your Life! Wie Sie Ihren Körper beim Entgiften unterstützen und sich von Belastungen befreien. Februar 2010, Kneipp Verlag (Taschenbuchausgabe Mai 2011).

Matthai, C.: In: „Der Wohlfühl-Guide med by Uniqa" . Buchbeitrag zum Thema Ernährung. April 2011, Verlag Österreich.

Matthai, C.: Nachwuchsleistungssport: Heute eine Überforderung? In: Lecheler, Josef / Wörz, Thomas (Hrsg.): Die Psyche des Leistungssportlers. Buchbeitrag 2012. Pabst Science Publishers.

Matthai, C.: Schlank durch Hormonbalance. Mit körpereigenen Hormonen spielerisch abnehmen. Taschenbuchausgabe Jänner 2012, Kneipp Verlag.

Wenzl R., C. Matthai und Kim Sohyi: Heilsame Nahrung. April 2005, Kneipp Verlag.

Wenzl, R. und C. Matthai: Nahrung als Medizin. März 2005, Kneipp Verlag.

Bibliografie

Ago T et al. The nadph oxidase nox4 and aging in the heart. Aging. 2010;2:1012–1016.

Akao Y et al. Anti-cancer effects of xanthones from pericarps of mangosteen. Int J Mol Sci. 2008 Mar;9(3):355–370.

Alcendor RR et al. Sirt1 regulates aging and resistance to oxidative stress in the heart. Circ Res. 2007;100:1512–1521.

Allard JS et al. Dietary activators of Sirt1. Mol Cell Endocrinol 299, 2009, p. 58–63.

Amagase H et al. A randomized, double-blind, placebo-controlled, clinical study of the general effects of a standardized Lycium barbarum (goji) juice, GoChi. J Altern Complement Med. 2008 May;14(4):403–412.

Amagase H et al. Lycium barbarum (goji) juice improves in vivo antioxidant biomarkers in serum of healthy adults. Nutr Res. 2009 Jan;29(1):19–25.

An M et al. Allicin enhances the oxidative damage effect of amphotericin B against Candida albicans. Int J Antimicrob Agents. 2009 Mar;33(3):258–263.

Anderson RM et al. Caloric restriction and aging: studies in mice and monkeys. Toxicol Pathol 37, 2009, p. 47–51.

Anderson RM, Weindruch R. Metabolic reprogramming in dietary restriction. Interdiscip Top Gerontol 35, 2007, p. 18–38.

Antebi A. Regulation of longevity by the reproductive system. Exp Gerontol. 2012 Oct 11.

Auyeung KK et al. Astragalus saponins induce apoptosis via an ERK-independent NF-kappaB signaling pathway in the human hepatocellular HepG2 cell line. Int J Mol Med. 2009 Feb;23(2):189–196.

Avena NM, Rada P et al. Evidence for sugar addiction: behavioral and neurochemical effects of intermittent, excessive sugar intake. Neurosci Biobehav Rev. 2008; 32(1): 20–39.

Bachar AR et al. Humanin is expressed in human vascular walls and has a cytoprotective effect against oxidized ldl-induced oxidative stress. Cardiovasc Res. 2010;88:360–366.

Bailey-Downs LC et al. Liver-specific knockdown of igf-1 decreases vascular oxidative stress resistance by impairing the nrf2-dependent antioxidant response: a novel model of vascular aging. J Gerontol Biol Med Sci. 2011.

Balaban RS, Nemoto S, Finkel T. Mitochondria, oxidants, and aging. Cell. 2005;120:483–495.

Barger JL et al. A low dose of dietary resveratrol partially mimics caloric restriction and retards aging parameters in mice. PLoS ONE. 2008;3:e2264.

Barillari J et al. Direct antioxidant activity of purified glucoerucin, the dietary secondary metabolite contained in rocket (eruca sativa mill.) seeds and sprouts. J Agric Food Chem. 2005 Apr 6;53(7):2475–2482.

Barzilai N et al. Genetic determinants of human health span and life span: progress and new opportunities. Genet. 2007 July;3(7).

Baur JA et al. Resveratrol improves health and survival of mice on a high-calorie diet. Nature. 2006;444:337–342.

Beezhold BL et al. Vegetarian diets are associated with healthy mood states: a cross-sectional study in seventh day adventist adults.Nutr J. 2010 Jun 1;9:26.

Benzie IF et al. Enhanced bioavailability of zeaxanthin in a milk-based formulation of wolfberry (gou qi zi; fructus barbarum L.). Br J Nutr. 2006 Jul;96(1):154–160.

Bhamra GS et al. Metformin protects the ischemic heart by the akt-mediated inhibition of mitochondrial permeability transition pore opening. Basic Res Cardiol. 2008;103:274–284.

Bhuvaneswari V et al. Lycopene: a review of its potential as an anticancer agent curr med chem ynticancer ygents. 2005 Nov;5(6):627–635.

Bibbins-Domingo K et al. Projected effect of dietary salt reductions on future cardiovascular disease.N Engl J Med 2010; 362: 590–599.

Bjelakovic G et al. Mortality in randomized trials of antioxidant supplements for primary and secondary prevention: systematic review and meta-analysis. JAMA. 2007;297:842–857.

Bomser J et al. In vitro anticancer activity of fruit extracts from vaccinium species. Planta Med. 1996 Jun;62(3):212–216.

Borek C. Antioxidant health effects of aged garlic extract. J Nutr. 2001 Mar;131(3s):1010S-1015S.

Bradley JW et al. Genetic determinants of exceptional human longevity: insights from the Okinawa centenarian study. Age (Dordr). 2006 December; 28(4): 313–332.

Bumrungpert A et al. Xanthones from mangosteen prevent lipopolysaccharide-mediated inflammation and insulin resistance in primary cultures of human adipocytes.J Nutr. 2009 Jun;139(6):1185–1191.

Bundy R et al. Artichoke leaf extract (Cynara scolymus) reduces plasma cholesterol in otherwise healthy hypercholesterolemic adults: a randomized, double blind placebo controlled trial. Phytomedicine. 2008 Sep;15(9):668–675.

Canbek M et al. Effects of carvacrol on defects of ischemia-reperfusion in the rat liver. Phytomedicine. 2008 Jun;15(6–7):447–452.

Canto C et al. Ampk regulates energy expenditure by modulating nad+ metabolism and sirt1 activity. Nature. 2009;458:1056–1060.

Canto C, Auwerx J. Caloric restriction, SIRT1 and longevity. Trends Endocrinol Metab 20, 2009, p. 325–331.

Cao GW et al. Observation of the effects of LAK/IL-2 therapy combining with Lycium barbarum polysaccharides in the treatment of 75 cancer patients. Zhonghua Zhong Liu Za Zhi. 1994 Nov;16(6):428–431.

Carlson AJ, Hoelzel F. Apparent Prolongation of the Life Span of Rats by Intermittent Fasting. Journal of Nutrition 31, 1946, p. 363–375.

Chen Z, et al. Activation of macrophages by polysaccharide-protein complex from Lycium barbarum L. Phytother Res. 2009 Jan 23.

Chen Z, et al. Polysaccharide-protein complex from Lycium barbarum L. is a novel stimulus of dendritic cell immunogenicity. J Immunol. 2009 Mar 15;182(6):3503–3509.

Cohen HY et al. Calorie restriction promotes mammalian cell survival by inducing the sirt1 deacetylase. Science. 2004;305: 390–392.

Cooper KA et al. Cocoa and health: a decade of research. Br J Nutr. 2008 Jan;99(1):1–11.

Corona G et al. Male sexuality and cardiovascular risk. A cohort study in patients with erectile dysfunction. J Sex Med. 2010 May;7(5):1918–1927.

Csiszar A et al. Anti-oxidative and anti-inflammatory vasoprotective effects of caloric restriction in aging: role of circulating factors and sirt1. Mech Ageing Dev. 2009;130:518–527.

Csiszar A et al. Proinflammatory phenotype of coronary arteries promotes endothelial apoptosis in aging. Physiol Genomics. 2004;17:21–30.

Csiszar A et al. Vasoprotective effects of resveratrol and sirt1: attenuation of cigarette smoke-induced oxidative stress and proinflammatory phenotypic alterations. Am J Physiol Heart Circ Physiol. 2008;294:H2721–H2735.

Dai DF et al. Age-dependent cardiomyopathy in mitochondrial mutator mice is attenuated by overexpression of catalase targeted to mitochondria. Aging Cell. 2010;9:536–544.

Dai DF, Rabinovitch PS. Cardiac aging in mice and humans: the role of mitochondrial oxidative stress. Trends Cardiovasc Med. 2009;19:213–220.

Das A et al. Oral ingestion of beetroot juice reduces doxorubicin cardiotoxicity via enhancement of nitric oxide, protein kinase G and aldehyde dehydrogenase 2. Presentation Abstract.

Dasgupta T et al. Chemomodulatory efficacy of basil leaf (ocimum basilicum) on drug metabolizing and antioxidant enzymes, and on carcinogen-induced skin and forestomach papillomagenesis. Phytomedicine. 2004 Feb;11(2–3):139–151.

Davis JM et al. Quercetin reduces susceptibility to influenza infection following stressful exercise. In: Am. J. Physiol. Regulatory Integrative Comp. Physiol. 2008;295(2):R505-R509.

Del Pozo-Insfran D et al. Açai (Euterpe oleracea Mart.) polyphenolics in their glycoside and aglycone forms induce apoptosis of HL-60 leukemia cells. J Agric Food Chem. 2006 Feb 22;54(4):1222–1229.

Donato AJ et al. Aging is associated with greater nuclear nf kappa b, reduced i kappa b alpha, and increased expression of proinflammatory cytokines in vascular endothelial cells of healthy humans. Aging Cell. 2008;7:805–812.

Dorshkind K et al. The ageing immune system: is it ever too old to become young again? Nat Rev Imm 9, 2009, p. 57–62.

Duffy KB et al. A blueberry-enriched diet provides cellular protection against oxidative stress and reduces a kainate-induced learning impairment in rats. Neurobiol Aging. 2008 Nov;29(11):1680–1689.

Edwards AG et al. Life-long caloric restriction elicits pronounced protection of the aged myocardium: a role for ampk. Mech Ageing Dev. 2010;131:739–742.

Erusalimsky JD. Vascular endothelial senescence: From mechanisms to pathophysiology. J Appl Physiol. 2009;106:326–332.

Farrall AJ, Wardlaw JM. Blood–brain barrier: ageing and microvascular disease systematic review and meta-analysis. Neurobiol Aging. 2009;30:337–352.

Florian WK et al. Retinaldehyde dehydrogenase 1 regulates a thermogenic program in white adipose tissue. Nature Medicine 18, 2012, p. 918–925.

Fontana L. Calorie restriction or exercise: effects on coronary heart disease risk factors. A randomized, controlled trial. Am J Physiol Endocrinol Metab 293, 2007, p. E197–202.

Fontana L. Extending Healthy Life Span From Yeast to Humans. Science 328, 2010, p. 321–326.

Fontana L. Long-term calorie restriction is highly effective in reducing the risk for athero-sclerosis in humans. PNAS 101, 2004, p. 6659–6663.

Fontana L. The scientific basis of caloric restriction leading to longer life. Curr Opin Gastroenterol 25, 2009, p. 144–150.

Fujimoto N et al. Cardiovascular effects of 1 year of progressive and vigorous exercise training in previously sedentary individuals older than 65 years of age. Circulation. 2010;122:1797–1805.

Furst A. Can nutrition affect chemical toxicity? Int J Toxicol. 2002 Sep-Oct;21(5):419–424.

George MM et al. Genetic Determinants of Human Health Span and Life Span: Progress and New Opportunities. Genet. 2007 July; 3(7).

Ghosh HS et al. SIRT1 negatively regulates the mammalian target of rapamycin PLoS One 5, 2010, e9199.

GISSI-HF Investigators. Effect of n-3 polyunsaturated fatty acids in patients with chronic heart failure (the GISSI-HF trial): a randomised, double-blind, placebo controlled trial. Lancet. 2008;372:1223–1230.

Golding JB et al. Fate of apple peel phenolics during cool storage. J Agric Food Chem. 2001 May;49(5):2283–2289.

Gudbrandsen OA et al. A casein diet added isoflavone-enriched soy protein favorably affects biomarkers of steatohepatitis in obese zucker rats. Nutrition. 2009 May;25(5):574–580.

Gundewar S et al. Activation of amp-activated protein kinase by metformin improves left ventricular function and survival in heart failure. Circ Res. 2009;104:403–411.

Guo C et al. Pomegranate juice is potentially better than apple juice in improving antioxidant function in elderly subjects. Nutr Res. 2008 Feb;28(2):72–77.

Hahn-Obercyger M et al. Grapefruit and oro-blanco enhance hepatic detoxification enzymes in rats: possible role in protection against chemical carcinogenesis. J Agric Food Chem. 2005 Mar 9;53(5):1828–1832.

Hammerstone JF et al. Procyanidin content and variation in some commonly consumed foods. J Nutr. 2000 Aug;130(8S Suppl):2086S-2092S.

Harman D. Aging: a theory based on free radical and radiation chemistry. J Gerontol. 1956;11:298–300.

Harman D. The biologic clock: the mitochondria? J Am Geriatr Soc. 1972;20:145–147.

Harrison DE et al. Rapamycin fed late in life extends lifespan in genetically heterogeneous mice. Nature 460, 2009, p. 392–395.

Heilbronn LK et al. Effect of 6-month calorie restriction on biomarkers of longevity, metabolic adaptation, and oxidative stress in overweight individuals: a randomized controlled trial. JAMA 295, 2006, p. 1539–1548.

Herr I et al. Sulforaphane targets panceatic tumor-initiating cells by NF-eB-induced anti-apoptotic signaling. GUT 58, 2009, p. 949–963.

Higami Y et al. Adipose tissue energy metabolism: altered gene expression profile of mice subjected to long-term caloric restriction. FASEB J 18, 2004, p. 415–417.

Higami Y et al. Energy restriction lowers the expression of genes linked to inflammation, the cytoskeleton, the extracellular matrix, and angiogenesis in mouse adipose tissue. J Nutr 136, 2006, p. 343–352.

Hoebel BG et al. Evidence for sugar addiction: behavioral and neurochemical effects of intermittent, excessive sugar intake. Neurosci Biobehav Rev. 2008; 32(1):20–39.

Hofer T et al. One year of caloric restriction and exercise in humans and the effects on DNA and RNA oxidation levels in white blood cells and urine. Rejuvenation Res 11, 2008, p. 793–799.

Horev-Azaria L et al. Allicin up-regulates cellular glutathione level in vascular endothelial cells. Eur J Nutr. 2009 Mar;48(2):67–74.

Howitz KT et al. Small molecule activators of sirtuins extend saccharomyces cerevisiae lifespan. Nature. 2003;425:191–196.

Hu FB et al. Fish and omega-3 fatty acid intake and risk of coronary heart disease in women. JAMA 2002;287:1815–1821.

Huang Y et al. The protective effects of total flavonoids from Lycium Barbarum L. on lipid peroxidation of liver mitochondria and red blood cell in rats. Wei Sheng Yan Jiu. 1999 Mar 30;28(2):115–116.

Hung SH et al. Alpha-mangostin suppresses PC-3 human prostate carcinoma cell metastasis by inhibiting matrix metalloproteinase-2/9 and urokinase-plasminogen expression through the JNK signaling pathway. J Agric Food Chem. 2009 Feb 25;57(4):1291–1298.

Ikuyo I, Ulrich C et al. Effects of a caloric restriction weight loss diet and exercise on inflammatory biomarkers in overweight/obese postmenopausal women: a randomized controlled trial. Cancer Research 2012.

Itoh A et al. Hepatoprotective effect of syringic acid and vanillic acid on concanavalin a-induced liver injury. Biol Pharm Bull. 2009 Jul;32(7):1215–1219.

Janbaz KH et al. Studies on the protective effects of caffeic acid and quercetin on chemical-induced hepatotoxicity in rodents. Phytomedicine. 2004 Jul;11(5):424–430.

Jiang XW et al. A new therapeutic candidate for oral aphthous ulcer: Allicin. Med Hypotheses. 2008 Dec;71(6):897–899.

Jones SP, Bolli R. The ubiquitous role of nitric oxide in cardioprotection. J Mol Cell Cardiol. 2006;40:16–23.

Judge S et al. Age-associated increases in oxidative stress and antioxidant enzyme activities in cardiac interfibrillar mitochondria: implications for the mitochondrial theory of aging. Faseb J. 2005;19:419–421.

Jung SS, Van Nostrand WE. Humanin rescues human cerebrovascular smooth muscle cells from abeta-induced toxicity. J Neurochem. 2003;84:266–272.

Juzyszyn Z et al. The effect of artichoke (cynara scolymus L.) extract on ROS generation in HUVEC cells. Phytother Res. 2008 Sep;22(9):1159–1161.

Kahlon TS et al. Steam cooking significantly improves in vitro bile acid binding of collard greens, kale, mustard greens, broccoli, green bell pepper, and cabbage. Nutr Res. 2008 Jun;28(6):351–357.

Kanuri G et al. Cinnamon extract protects against acute alcohol-induced liver steatosis in mice. J Nutr. 2009 Mar;139(3):482–487.

Kapadia GJ et al. Chemoprevention of lung and skin cancer by Beta vulgaris (beet) root extract. Cancer Lett. 1996 Feb 27;100(1–2):211–214.

Khan AS et al. Growth hormone, insulin-like growth factor-1 and the aging cardiovascular system. Cardiovasc Res. 2002;54:25–35.

Khanum F, et al. Anticarcinogenic effects of curry leaves in dimethylhydrazine-treated rats. Plant Foods Hum Nutr. 2000;55(4):347–355.

Kiani J et al. Medicinal importance of grapefruit juice and its interaction with various drugs. Nutr J. 2007 Oct 30;6:33.

Kiefer FW et al. Retinaldehyde dehydrogenase 1 regulates a thermogenic program in white adipose tissue. Nature Medicine 18, 2012, p. 918–925.

Kim MK et al. Conference on "multidisciplinary approaches to nutritional problems". Symposium on "nutrition and health". Cruciferous vegetable intake and the risk of human cancer: epidemiological evidence. Proc Nutr Soc. 2009 Feb;68(1):103–110.

Kromhout D et al. n–3 Fatty acids and cardiovascular events after myocardial infarction. N Engl J Med 2010;363:2015–2026.

Kujawska M et al. Protective effect of red beetroot against carbon tetrachloride- and N-nitrosodiethylamine-induced oxidative stress in rats. J Agric Food Chem. 2009 Mar 25;57(6):2570–2575.

Kujoth GC et al. Mitochondrial DNA mutations, oxidative stress, and apoptosis in mammalian aging. Science. 2005;309:481–484.

Kwak SM et al. Efficacy of omega-3 fatty acid supplements (eicosapentaenoic acid and docosahexaenoic acid) in the secondary prevention of cardiovascular disease: a meta-analysis of randomized, double-blind, placebo-controlled trials. Srch Intern Med 2012 April.

Lagouge M et al. Resveratrol improves mitochondrial function and protects against metabolic disease by activating sirt1 and pgc-1alpha. Cell. 2006;127:1109–1122.

Lakowski B, Hekimi S. The genetics of caloric restriction in Caenorhabditis elegans. PNAS 95, 1998, p. 13091–13096.

Lane MA et al. Caloric restriction and aging in primates: Relevance to humans and possible CR mimetics. Microsc Res Tech 59, 2002, p. 335–338.

Larson-Meyer DE. Effect of calorie restriction with or without exercise on insulin sensitivity, beta-cell function, fat cell size, and ectopic lipid in overweight subjects. Diabetes Care 29, 2006, p. 1337–1344.

Lawler DF et al. Diet restriction and ageing in the dog: major observations over two decades. Br J Nutr 99, 2007, p. 1–13.

Li G et al. Lycium barbarum inhibits growth of estrogen receptor positive human breast cancer cells by favorably altering estradiol metabolism. Nutr Cancer. 2009;61(3):408–414.

Li H et al. Effects of Lycium barbarum on the behavior, body weight and TNF-alpha level of rat treated with binding. Wei Sheng Yan Jiu. 2007 Nov;36(6):743–745.

Li YM et al. Green tea catechins and broccoli reduce fat-induced mortality in drosophila melanogaster. J Nutr Biochem. 2008 Jun;19(6):376–383.

Lichtenstein AH et al. Diet and lifestyle recommendations revision 2006: a scientific statement from the American Heart Association Nutrition Committee. Circulation 2006;114:82–96.

Lichtenthäler R et al. Total oxidant scavenging capacities of common European fruit and vegetable juices. J Agric Food Chem. 2005 Jan 12;53(1):103–110.

Lichtenthäler R et al. Total oxidant scavenging capacities of Euterpe oleracea Mart. (Açaí) fruits. Int J Food Sci Nutr. 2005 Feb;56(1):53–64.

Lin SJ et al. Calorie restriction extends Saccharomyces cerevisiae lifespan by increasing respiration. Nature 418, 2002, p. 344–348.

Lin SJ et al. Requirement of NAD and SIR2 for life-span extension by calorie restriction in Saccharomyces cerevisiae. Science 289, 2000, p. 2126–2128.

Linford NJ et al. Transcriptional response to aging and caloric restriction in heart and adipose tissue. Aging Cell. 2007;6:673–688.

Lopez-Lluch G et al. Calorie restriction induces mitochondrial biogenesis and bioenergetic efficiency. Proc Natl Acad Sci U S A. 2006;103:1768–1773.

Lopez-Lluch G et al. Mitochondrial biogenesis and healthy aging. Exp Gerontol. 2008;43:813–819.

Lopez-Lopez C et al. Disturbed cross talk between insulin-like growth factor i and amp-activated protein kinase as a possible cause of vascular dysfunction in the amyloid precursor protein/presenilin 2 mouse model of alzheimer's disease. J Neurosci. 2007;27:824–831.

Mammucari C, Rizzuto R. Signaling pathways in mitochondrial dysfunction and aging. Mech Ageing Dev. 2010;131:536–543.

Manikandan P et al. Ocimum sanctum Linn. (holy basil) ethanolic leaf extract protects against 7,12-dimethylbenz(a)anthracene-induced genotoxicity, oxidative stress, and imbalance in xenobiotic-metabolizing enzymes. J Med Food. 2007 Sep;10(3):495–502.

Marik PE, Varon J. Omega-3 dietary supplements and the risk of cardiovascular events: a systematic review. Clin Cardiol 2009;32:365–372.

Masoro EJ. Caloric Restriction. A Key to Understanding and Modulating Aging. Verlag Elsevier Health Sciences, 2002.

McFarlin BK et al. Pomegranate seed oil consumption during a period of high-fat feeding reduces weight gain and reduces type 2 diabetes risk in CD-1 mice. Br J Nutr. 2009 Jul;102(1):54–59.

Mehmetçik G et al. Effect of pretreatment with artichoke extract on carbon tetrachloride-induced liver injury and oxidative stress. Exp Toxicol Pathol. 2008 Sep;60(6):475–480.

Mertens-Talcott SU & Percival SS. Ellagic acid and quercetin interact synergistically with resveratrol in the induction of apoptosis and cause transient cell cycle arrest in human leukemia cells. In: Cancer Lett. 2005; 218(2):141–152.

Mertens-Talcott SU, et al. Pharmacokinetics of anthocyanins and antioxidant effects after the consumption of anthocyanin-rich acai juice and pulp (Euterpe oleracea Mart.) in human healthy volunteers. J Agric Food Chem. 2008 Sep 10;56(17):7796–7802.

Miccadei S et al. Antioxidative and apoptotic properties of polyphenolic extracts from edible part of artichoke (cynara scolymus l.) on cultured rat hepatocytes and on human hepatoma cells. Nutr Cancer. 2008;60(2):276–283.

Migliaccio E et al. The p66shc adaptor protein controls oxidative stress response and life span in mammals. Nature. 1999;402:309–313.

Miron T et al. Allicin inhibits cell growth and induces apoptosis through the mitochondrial pathway in HL60 and U937 cells. J Nutr Biochem. 2008 Aug;19(8):524–535.

Mitchell AE et al. Ten-year comparison of the influence of organic and conventional crop management practices on the content of flavonoids in tomatoes. J. Agric. Food Chem. 2007;55(15):6154–6159.

Miyata M et al. Grapefruit juice intake does not enhance but rather protects against aflatoxin B1-induced liver DNA damage through a reduction in hepatic CYP3A activity. Carcinogenesis. 2004 Feb;25(2):203–209.

Moselhy SS et al. Hepatoprotective effect of cinnamon extracts against carbon tetrachloride induced oxidative stress and liver injury in rats. Biol Res. 2009;42(1):93–98.

Mukherjee S et al. Broccoli: a unique vegetable that protects mammalian hearts through the redox cycling of the thioredoxin superfamily. J Agric Food Chem. 2008 Jan 23;56(2):609–617.

Murray AJ et al. Uncoupling proteins in human heart. Lancet. 2004;364:1786–1788.

Muzumdar RH et al. Humanin: a novel central regulator of peripheral insulin action. PLoS ONE. 2009;4:e6334.

Nakamura Y et al. A phase II detoxification enzyme inducer from lemongrass: identification of citral and involvement of electrophilic reaction in the enzyme induction. Biochem Biophys Res Commun. 2003 Mar 14;302(3):593–600.

Nakamura Y et al. Zerumbone, a tropical ginger sesquiterpene, activates phase II drug metabolizing enzymes. FEBS Lett. 2004 Aug 13;572(1–3):245–250.

Navarro A, Boveris A. The mitochondrial energy transduction system and the aging process. Am J Physiol Cell Physiol. 2007;292:C670–C686.

Neida S et al. Characterization of the acai or manaca (Euterpe oleracea Mart.): a fruit of the Amazon. Arch Latinoam Nutr. 2007 Mar;57(1):94–98.

Neto CC. Cranberry and its phytochemicals: a review of in vitro anticancer studies. J Nutr. 2007 Jan;137(1 Suppl):186S-193S.

Ninfali P et al. Antioxidant capacity of vegetables, spices and dressings relevant to nutrition. Br J Nutr. 2005 Feb;93(2):257–266.

Nisoli E et al. Calorie restriction promotes mitochondrial biogenesis by inducing the expression of enos. Science. 2005;310:314–317.

Nisoli E et al. Mitochondrial biogenesis in mammals: the role of endogenous nitric oxide. Science. 2003;299:896–899.

Niu AJ et al. Protective effect of Lycium barbarum polysaccharides on oxidative damage in skeletal muscle of exhaustive exercise rats. Int J Biol Macromol. 2008 Jun 1;42(5):447–449.

Offord EA et al. Mechanisms involved in the chemoprotective effects of rosemary extract studied in human liver and bronchial cells. Cancer Lett. 1997 Mar 19;114(1–2):275–281.

O'Mahony R et al. Bactericidal and anti-adhesive properties of culinary and medicinal plants against Helicobacter pylori. World J Gastroenterol. 2005 Dec 21;11(47):7499–7507.

Pacheco-Palencia LA et al. Absorption and biological activity of phytochemical-rich extracts from açai (Euterpe oleracea Mart.) pulp and oil in vitro. J Agric Food Chem. 2008 May 28;56(10):3593–3600.

Pacheco-Palencia LA et al. Chemical composition, antioxidant properties, and thermal stability of a phytochemical enriched oil from Acai (Euterpe oleracea Mart.). J Agric Food Chem. 2008 Jun 25;56(12):4631–4636.

Patel D et al. Apigenin and cancer chemoprevention: progress, potential and promise (review). Int J Oncol. 2007 Jan;30(1):233–245.

Pearson KJ et al. Nrf2 mediates cancer protection but not prolongevity induced by caloric restriction. Proc Natl Acad Sci U S A. 2008;105:2325–2330.

Pearson KJ et al. Resveratrol delays age-related deterioration and mimics transcriptional aspects of dietary restriction without extending life span. Cell Metab. 2008;8:157–168.

Petri S et al. Cell-permeable peptide antioxidants as a novel therapeutic approach in a mouse model of amyotrophic lateral sclerosis. J Neurochem. 2006;98:1141–1148.

Pinton P et al. Protein kinase c beta and prolyl isomerase 1 regulate mitochondrial effects of the life-span determinant p66shc. Science. 2007;315:659–663.

Plecita-Hlavata L et al. Pro-oxidant mitochondrial matrix-targeted ubiquinone mitoq10 acts as anti-oxidant at retarded electron transport or proton pumping within complex i. Int J Biochem Cell Biol. 2009;41:1697–1707.

Preuss HG et al. Wild garlic has a greater effect than regular garlic on blood pressure and blood chemistries of rats. Int Urol Nephrol. 2001;32(4):525–530.

Probst-Hensch NM et al. Absence of the glutathione S-transferase M1 gene increases cytochrome P4501A2 activity among frequent consumers of cruciferous vegetables in a Caucasian population. Cancer Epidemiol Biomarkers Prev. 1998 Jul;7(7):635–638.

Puche JE et al. Low doses of insulin-like growth factor-i induce mitochondrial protection in aging rats. Endocrinology. 2008;149:2620–2627.

Rajasree CR et al. Antiatherogenic and antiperoxidative effects of garlic and soy proteins in alcohol fed rats. Indian J Exp Biol. 2009 Mar;47(3):169–175.

Reinhart KM, et al. Effects of garlic on blood pressure in patients with and without systolic hypertension: a meta-analysis. Ann Pharmacother. 2008 Dec;42(12):1766–1771.

Remondino A et al. Beta-adrenergic receptor-stimulated apoptosis in cardiac myocytes is mediated by reactive oxygen species/c-jun nh2-terminal kinase-dependent activation of the mitochondrial pathway. Circ Res. 2003;92:136–138.

Rodrigues RB et al. Total oxidant scavenging capacity ofeEuterpe oleracea Mart. (Açaí) Seeds and identification of their polyphenolic compounds. J. Agric. Food Chem. 54 (12), 2006, p. 4162–4167.

Ross MH et al. Dietary practices and growth responses as predictors of longevity. Nature 262, 1976, p. 548–553.

Saravanan P et al. Cardiovascular effects of marine omega-3 fatty acids. Lancet 2010;376:540–550.

Schindler TH et al. Coronary vasomotor control in obesity and morbid obesity: contrasting flow responses with endocannabinoids, leptin, and inflammation. JACC Cardiovasc Imaging. 2012 Aug;5(8):805–815.

Schriner SE et al. Extension of murine life span by overexpression of catalase targeted to mitochondria. Science. 2005;308:1909–1911.

Seeram NP et al. Comparison of antioxidant potency of commonly consumed polyphenol-rich beverages in the United States. J Agric Food Chem. 2008 Feb 27;56(4):1415–1422.

Shinmura K et al. Caloric restriction primes mitochondria for ischemic stress by deacetylating specific mitochondrial proteins of the electron transport chain. Circ Res. 2011;109:396–406.

Shinmura K et al. Cardioprotective effects of short-term caloric restriction are mediated by adiponectin via activation of amp-activated protein kinase. Circulation. 2007;116:2809–2817.

Singletary KW et al. Tissue-specific enhancement of xenobiotic detoxification enzymes in mice by dietary rosemary extract. Plant Foods Hum Nutr. 1997;50(1):47–53.

Skrha J. Effect of caloric restriction on oxidative markers. Adv Clin Chem 47, 2009, p. 223–247.

Smiechowska A et al. Cancer chemopreventive agents: glucosinolates and their decomposition products in white cabbage (brassica oleracea var. capitata). Postepy Hig Med Dosw (Online). 2008 Apr 2;62:125–140.

Smith AR et al. Lipoic acid significantly restores, in rats, the age-related decline in vasomotion. Br J Pharmacol. 2008;153:1615–1622.

Smith DL Jr. et al. Metformin supplementation and life span in fischer-344 rats. J Gerontol A Biol Sci Med Sci. 2010;65:468–474.

Smith JV et al. Energy restriction and aging. Curr Opin Clin Nutr Metab Care 7, 2004, p. 615–622.

Sohal RS. Life Span Extension in Mice by Food Restriction Depends on an Energy Imbalance. J Nutr 139, 2009, p. 533–539.

Someya S et al. Sirt3 mediates reduction of oxidative damage and prevention of age-related hearing loss under caloric restriction. Cell. 2010;143:802–812.

Sonntag WE et al. Adult-onset growth hormone and insulin-like growth factor i deficiency reduces neoplastic disease, modifies age-related pathology, and increases life span. Endocrinology. 2005;146:2920–2932.

Sonntag WE et al. Decreases in cerebral microvasculature with age are associated with the decline in growth hormone and insulin-like growth factor 1. Endocrinology. 1997;138:3515–3520.

Staack R et al. A comparison of the individual and collective effects of four glucosinolate breakdown products from brussels sprouts on induction of detoxification enzymes. Toxicol Appl Pharmacol. 1998 Mar;149(1):17–23.

Stajner D, et al. Antioxidant and scavenger activities of Allium ursinum. Fitoterapia. 2008 Jun;79(4):303–305.

Stajner D et al. Exploring Allium species as a source of potential medicinal agents. Phytother Res. 2006 Jul;20(7):581–584.

Steinkellner H et al. Effects of cruciferous vegetables and their constituents on drug metabolizing enzymes involved in the bioactivation of DNA-reactive dietary carcinogens. Mutat Res. 2001 Sep 1;480–481:285–297.

Steinmetz KA, et al. Vegetables, fruit, and cancer prevention: a review. J Am Diet Assoc. 1996 Oct;96(10):1027–1039.

Su Q, et al. Effects of allicin supplementation on plasma markers of exercise-induced muscle damage, IL-6 and antioxidant capacity. Eur J Appl Physiol. 2008 Jun;103(3):275–283.

Sun J et al. Antioxidant and antiproliferative activities of common fruits. J Agric Food Chem. 2002 Dec 4;50(25):7449–7454.

Tang L et al. Modulation of aflatoxin toxicity and biomarkers by lycopene in F344 rats. Toxicol Appl Pharmacol. 2007 Feb 15;219(1):10–17.

Traka M et al. Broccoli consumption interacts with GSTM1 to perturb oncogenic signalling pathways in the prostate. PLoS One. 2008 Jul 2;3(7):e2568.

Traka MH et al. Involvement of KLF4 in sulforaphane- and iberin-mediated induction of p21(waf1/cip1). Nutr Cancer. 2009;61(1):137–145.

Treuting PM et al. Reduction of age-associated pathology in old mice by overexpression of catalase in mitochondria. J Gerontol A Biol Sci Med Sci. 2008;63:813–822.

Trifunovic A et al. Premature ageing in mice expressing defective mitochondrial DNA polymerase. Nature. 2004;429:417–423.

Trifunovic A, Larsson NG. Mitochondrial dysfunction as a cause of ageing. J Intern Med. 2008;263:167–178.

Ulrich CM et al. Effects of a caloric restriction weight loss diet and exercise on inflammatory biomarkers in overweight/obese postmenopausal women: a randomized controlled trial. Cancer Research 2012.

Ungvari Z et al. Age-associated vascular oxidative stress, nrf2 dysfunction and nf-kb activation in the non-human primate macaca mulatta. J Gerontol Biol Med Sci. 2011;66:866–875.

Ungvari Z et al. Mechanisms of vascular aging: new perspectives. J Gerontol A Biol Sci Med Sci. 2010;65:1028–1041.

Ungvari Z et al. Mechanisms underlying caloric restriction and lifespan regulation: implications for vascular aging. Circ Res. 2008;102:519–528.

Ungvari Z et al. Resveratrol attenuates mitochondrial oxidative stress in coronary arterial endothelial cells. Am J Physiol Heart Circ Physiol. 2009;297:H1876–H1881.

Ungvari Z et al. Resveratrol confers endothelial protection via activation of the antioxidant transcription factor nrf2. Am J Physiol Heart Circ Physiol. 2010;299:H18–H24.

Ungvari Z et al. Vasoprotective effects of life span-extending peripubertal gh replacement in lewis dwarf rats. J Gerontol A Biol Sci Med Sci. 2010;65:1145–1156.

Ungvari ZI et al. Increased mitochondrial h2o2 production promotes endothelial nf-kb activation in aged rat arteries. Am J Physiol Heart Circ Physiol. 2007;293:H37–H47.

Various: Dietary supplementation with n-3 polyunsaturated fatty acids and vitamin E after myocardial infarction: results of the GIS-SIPrevenzione trial: Gruppo Italiano per lo Studio della Sopravvivenza nell'Infarto miocardico. Lancet. 1999;354:447–455.

Vasanthi HR, et al. Potential health benefits of broccoli – a chemico-biological overview.Mini Rev Med Chem. 2009 Jun;9(6):749–759.

Verspohl EJ et al. Effect of two artichoke extracts (36_U and 36_EB) on rat ileum (with respect to bowel syndrome) and the peristaltic threshold. Phytomedicine. 2008 Apr 16.

Vinson JA et al. Cranberries and cranberry products: powerful in vitro, ex vivo, and in vivo sources of antioxidants. J Agric Food Chem. 2008 Jul 23;56(14):5884–5891.

Vos M et al.Vitamin K2 is a mitochondrial electron carrier that rescues pink1 deficiency. Science. 05/2012;336(6086):1306–1310.

Vos M, Esposito G et al. Vitamin K2 is a mitochondrial electron carrier that rescues pink1 deficiency. Sience 05, 2012, p. 1306–1310.

Wallig MA et al. Induction of rat pancreatic glutathione S-transferase and quinone reductase activities by a mixture of glucosinolate breakdown derivatives found in Brussels sprouts. Food Chem Toxicol. 1998 May;36(5):365–373.

Wanagat J et al. Caloric intake and aging: mechanisms in rodents and a study in nonhuman primates. Toxicol Sci 52, 1999, p. 35–40.

Weindruch R et al. The retardation of aging in mice by dietary restriction: longevity, cancer, immunity and lifetime energy intake. Journal of Nutrition 116, 1986, p. 641–654.

Weiss EP. Improvements in glucose tolerance and insulin action induced by increasing energy expenditure or decreasing energy intake: a randomized controlled trial. Am J Clin Nutr 2006; 84:1033–1042.

Wenzel P et al. Manganese superoxide dismutase and aldehyde dehydrogenase deficiency increase mitochondrial oxidative stress and aggravate age-dependent vascular dysfunction. Cardiovasc Res. 2008;80:280–289.

Wettasinghe M et al. Phase II enzyme-inducing and antioxidant activities of beetroot (beta vulgaris l.) extracts from phenotypes of different pigmentation. J Agric Food Chem. 2002 Nov 6;50(23):6704–6709.

Willcox BJ et al. Genetic determinants of exceptional human longevity: insights from the Okinawa centenarian study. Age (Dordr). 2006 December; 28(4): 313–332.

Williamson DA. Is Caloric Restriction Associated With Development of Eating-Disorder Symptoms? Results From the CALERIE Trial. Health Psychology 27, 2008, p. 32–42.

Wolfe K et al. Antioxidant activity of apple peels. J Agric Food Chem. 2003 Jan 29;51(3):609–614.

Yan L et al. Type 5 adenylyl cyclase disruption increases longevity and protects against stress. Cell. 2007;130:247–258.

Yoon H et al. Effect of 2alpha-hydroxyursolic acid on NF-kappaB activation induced by TNF-alpha in human breast cancer MCF-7 cells. J Agric Food Chem. 2008 Sep 24;56(18):8412–8417.

Yu MS et al. Cytoprotective effects of Lycium barbarum against reducing stress on endoplasmic reticulum. Int J Mol Med. 2006 Jun;17(6):1157–1161.

Zhang H et al. Resveratrol improves endothelial function: role of tnf{alpha} and vascular oxidative stress. Arterioscler Thromb Vasc Biol. 2009;29:1164–1171.

Zhang Y et al. Induction of GST and NQO1 in cultured bladder cells and in the urinary bladders of rats by an extract of broccoli (brassica oleracea italica) sprouts. J Agric Food Chem. 2006 Dec 13;54(25):9370–9376.

Zhao K et al. Cell-permeable peptide antioxidants targeted to inner mitochondrial membrane inhibit mitochondrial swelling, oxidative cell death, and reperfusion injury. J Biol Chem. 2004;279:34682–34690.

Zhao YT et al. Prevention of sudden cardiac death with omega-3 fatty acids in patients with coronary heart disease: a meta-analysis of randomized controlled trials. Ann Med 2009;41:301–310.

Zhu SG et al. Dietary nitrate supplementation protects against Doxorubicin-induced cardiomyopathy by improving mitochondrial function. J Am Coll Cardiol. 2011. May 24;57 (21):2181–21899.

Zielińska-Przyjemska M et al. In vitro effects of beetroot juice and chips on oxidative metabolism and apoptosis in neutrophils from obese individuals. Phyto. 2009 Jan;23(1):49–55.

Internetquellen
[Stand 18. Februar 2013]

http://de.wikipedia.org/wiki/Glucose-6-Phosphat-Dehydrogenase-Mangel
http://de.wikipedia.org/wiki/Kalorienrestriktion
http://sciencev1.orf.at/science/news/43965
http://www.faz.net/aktuell/wissen/mensch-gene/alte-menschen-mit-hundert-hat-man-noch-traeu-me-1843163.html
http://www.profil.at/articles/0716/560/171016/das-geheimnis-alterns-weshalb-natur-mensch
http://www.sueddeutsche.de/panorama/
    aelteste-familie-der-welt-auf-sardinien-neun-geschwister-lebensjahre-1.1447827